CAROLINE SPROTT & MARIANNE JOUANNEAUX

Emotional frei mit Lipödem

Ein Handbuch über Mut, Schmerz und Selbstheilung

herbig

INHALT

VORWORT

Schmerzen, ein endloser Kampf gegen eine genetisch bedingte Krankheit, Ablehnung, Erschöpfung, Überforderung, Angst – wer mit einer chronischen Erkrankung wie dem Lipödem lebt, leidet oft nicht nur unter körperlichen Beschwerden, sondern auch unter seelischen. Ist die Seele nach vielen Jahren der Frustration, der Beurteilung der äußerlichen Erscheinung oder sogar der Anzweiflung der Symptomatik erst einmal geschunden, ist es schwer, sie wieder zu Kräften kommen zu lassen. Viele Betroffene geben sich mit der emotionalen Instabilität zufrieden, denn sie wird mit der Zeit beinahe zum Normalzustand. Der ständige Schmerz und die Zukunftsangst rauben einem immer wieder ein Stück Lebensfreude. Deshalb ist es für Menschen mit Lipödem kaum vorstellbar, dass ein emotional freies, glückliches und selbstbestimmtes Leben überhaupt möglich ist.

MEHR ALS NUR SCHMERZ – WAS DAS LIPÖDEM PSYCHISCH AUSLÖST

Die wahren Gründe der Unzufriedenheit und Perspektivlosigkeit sind jedoch viel komplexer: Warum fällt es dir so schwer, dich zum Selbstmanagement zu motivieren, und warum ist dein Selbstbewusstsein nur ein Schatten seiner selbst? Das liegt nicht nur am Lipödem, sondern auch an den vielen offenen „Baustellen" in deinem Leben, die durch diese Krankheit erst ans Licht gekommen sind. Nun lauern sie nicht mehr nur in deinem Unterbewusstsein, sondern sie grüßen dich jeden Tag aus dem Spiegel und verhöhnen dich am Ende jeder langen Treppe, die du hinaufsteigst. Sie werden immer sichtbarer und immer präsenter, wie ein Telefon, das nicht aufhören will zu klingeln. Sie verhindern, dass du innerlich je wieder zur Ruhe kommen kannst.

Doch was wäre, wenn die Diagnose Lipödem nicht das Ende deines Lebens, sondern der Anfang eines neuen Lebens wäre – eines Lebens, in dem du zu neuer Stärke findest, lernst, diese Dämonen verstummen zu lassen und wieder fürsorglich mit dir selbst umzugehen, und ungeahnte Fähigkeiten in dir entdeckst, die bislang tief in deinem Inneren geschlummert haben? Stell dir vor, wir könnten mit diesem Buch all die dunklen Gedanken aus deinem Kopf verbannen, deine Sicht auf deinen Körper verändern und emotionalen Stress aus deinem Alltag vertreiben.

Bist du bereit, dich wie ein Phönix aus der Asche zu erheben? Dann ist dieses Buch genau das Richtige für dich: Willkommen in der Therapiestunde!

DAS KANNST DU VON DIESEM BUCH ERWARTEN

Wir sind Caroline, seit Jahrzehnten Lipödem-Patientin und bekanntes Sprachrohr der Lipödem-Community, und Marianne, erfolgreiche Ergotherapeutin und Expertin auf dem Gebiet der Neurodivergenz. Gemeinsam erfüllen wir uns mit diesem Buch den großen Traum einer echten emotionalen Revolution für Lipödem-Betroffene. Gerade die weibliche Sozialisierung trägt nämlich entscheidend zu der weitverbreiteten psychischen Belastung bei Lipödem bei. Denn viele Mädchen lernen von klein auf, sich selbst zurückzunehmen: brav und vernünftig zu sein, Erwartungen ihrer Umwelt zu erfüllen, sich anzupassen, sich aufzuopfern, stets verantwortungsbewusst zu sein und dabei die eigenen Bedürfnisse hintanzustellen. Dieses Rollenbild verankert emotionale Selbstverleugnung als vermeintliche Stärke und macht es dir schwer, für dich selbst einzustehen und dich selbst zur Priorität zu machen. Die Folge: Wer ständig andere versorgt, vergisst oft, sich selbst zu versorgen und zu pflegen, bis der Körper und die Seele nicht mehr können.

Ein Lipödem geht nicht nur mit körperlichen Schmerzen einher, sondern verursacht auch seelische Schmerzen und Erschöpfung – große Belastungen, vor denen man nicht länger die Augen verschließen darf. Sie treten heute stärker in den Vordergrund als je zuvor, und seltsamerweise wird dies gesellschaftlich einfach hingenommen. Man findet sich damit ab, dass bei Menschen mit Lipödem das Selbstbewusstsein verkümmert und der Mut, für sich selbst einzustehen, kaum vorhanden ist.

Um dir dabei zu helfen, die psychischen Belastungen durch das Lipödem endlich zu bewältigen und wieder emotional frei und glücklich zu werden, haben wir die Kapitel dieses Buches wie folgt strukturiert und mit folgenden Icons markiert:

Therapiegespräche: In den Therapiegesprächen versetzt sich Caroline in ihr altes Ich zurück, als das Lipödem ihre Gedankenwelt und ihr Körperbewusstsein zu verschlingen drohte. Stellvertretend für alle Betroffenen spricht sie mit Marianne über ihre Ängste, Sorgen und Herausforderungen im Leben mit den chronischen Schmerzen und der Veränderung des Körpers.

Therapeutische Einordnung und Erfahrungen aus dem Alltag: Anschließend an jedes Therapiegespräch findest du eine therapeutische Einordnung der Betroffenenperspektive oder ein Fallbeispiel aus Carolines Leben mit Lipödem, die dir Erfahrungswerte und wertvolle Tipps für deinen Umgang mit den geschilderten Hürden im Alltag mit auf den Weg geben.

Übungen und Arbeitsblätter: Übungen und Arbeitsblätter aus Mariannes Therapiesitzungen als Ergotherapeutin sollen dir helfen, die neuen Erkenntnisse umzusetzen und zu vertiefen. Sie werden für dich zusätzlich auch auf der Kosmos-Website zum Download bereitgestellt. Über einen QR-Code kannst du sie herunterladen, damit du sie auch ausdrucken kannst.

Vereinbare mit dir selbst kleine Termine für diese Übungen und Arbeitsblätter und nimm dir für die Bearbeitung genügend Zeit. Wir werden gemeinsam viel Fehldenken dekonstruieren und neue Denkweisen etablieren. Du wirst schnell spüren, wie sich deine Gedankenfarbe dabei immer mehr verändert. Es wird zu Beginn nicht leicht sein, dir die Zeit dafür zu nehmen, doch eine verbindliche Verabredung mit dir selbst, zum Beispiel in deinem Lieblingscafé, wird dir helfen, den nötigen Abstand zum Alltag zu gewinnen, um eine spürbare Auszeit zu nehmen. Liebe Leserin, ein neues Leben steht dir bevor! Wenn du zu deiner Reise zur emotionalen Freiheit aufbrichst, teile es gern mit uns. Wir und die gesamte Lipödem-Community stehen dir zur Seite.

Tipp: Teile deine Aha-Momente, deine Erfolgserlebnisse und natürlich auch deine Tränen mit uns auf Instagram @powersprotte und @neuro_perspektiven und unter dem Hashtag #EmotionalFreiMitLipödem.

MEINE LEBENSVERÄNDERNDE PSYCHOTHERAPIE

Ich bin Caroline Sprott, die „Power Sprotte“, und meine Freude drohte mit dem Lipödem für immer unterzugehen.

Mit Anfang zwanzig traf mich die Lipödem-Diagnose mitten ins Herz. Vielleicht erinnerst du dich auch noch an diesen Moment der völligen Überforderung? Wenn plötzlich alles, was selbstverständlich schien, ins Wanken gerät, wenn Worte wie Kompression, Schmerzmanagement und Therapie von abstrakten Begriffen plötzlich zu deiner täglichen Realität werden.

Die Schmerzen in den Beinen tauchten eines Abends aus dem Nichts auf. Da ich das von meinem Körper so nicht kannte, wusste ich sofort: Das ist nicht normal. Wie ein Sechser im Lotto war es, dass ich von meinem Hausarzt direkt an die richtige Fachärztin überwiesen wurde, die das Lipödem diagnostizierte – ein Schlag ins Gesicht für mich, denn damals war ich eine junge Erwachsene, die gerade erst in ein selbstständiges Leben startete, und plötzlich hatte ich eine chronisch schmerzhafte Fettverteilungsstörung, von der ich noch nie etwas gehört hatte. Die Akzeptanz dieser Diagnose fiel mir zunächst tatsächlich nicht schwer, aber rückblickend wird auch meine Ahnungslosigkeit dazu beigetragen haben. Heute hat das Lipödem mediale Aufmerksamkeit erlangt. Die Folge ist, dass man im Internet sofort mit den schlimmsten Prognosen und Fehlinformationen zu diesem Krankheitsbild konfrontiert wird. Ob das wirklich so viel besser ist? Vielleicht zumindest in der Hinsicht, dass du heute mein zweites Buch in den Händen hältst und ich dir damit vielleicht helfen kann, dir den Kummer zu ersparen, für dessen Bewältigung ich fünfzehn Jahre brauchte.

Der zweite Einschnitt kam Jahre später mit der Diagnose des Arm-Lipödems. Plötzlich war meine Erkrankung durch die Armkompression für alle sichtbar, so wie ein großer roter Pfeil, der auf meine verwundbarste Stelle hinweist. Es zog mir den Boden unter den Füßen weg, denn ein unbezwingbarer Schmerz wütete täglich in mir und ließ meine mentale Stärke und meine Lebensfreude immer weiter bröckeln. In dieser Zeit fühlte ich mich so verloren, so allein mit meinen Ängsten und Zweifeln, dass ich emotional in ein tiefes Loch fiel. Ich spürte, dass ich begann, mich darin zu verlieren. Caroline, der herzliche und humorvolle Sonnenschein, verblasste dabei immer mehr – doch ich ließ es nicht kampflos zu. Ich fasste einen Entschluss, der mein Leben so sehr verändern sollte, wie keine Lymphdrainage oder Gewichtsabnahme es je erreichen konnten. In meiner dunkelsten Phase begann ich eine Psychotherapie.

Diese ließ mich bald erkennen: Das Lipödem hatte nur ans Licht gebracht, was längst in mir geschlummert hatte. Die tiefen Selbstzweifel, die verletzenden Worte meiner Mitmenschen und der Familie, die ich verinnerlicht hatte, die schmerzhafte Distanz zu meinem eigenen Körper – all das war schon lange da gewesen. Das Lipödem machte es mir nur unmöglich, diese seelischen Wunden länger zu ignorieren. Die Psychotherapie offenbarte mir aber auch eine wundervolle Wahrheit: Keiner unserer Selbstzweifel ist unüberwindbar, jede Kette kann gesprengt werden!
Schicksal hin oder her, oftmals fühlt es sich so an, als führte uns das Leben genau dorthin, wo wir am meisten gebraucht werden. Als langjährige Referentin und Lipödem-Mentorin durfte ich so viele von euch kennenlernen. Eure Geschichten von Verzweiflung und Wut, aber auch von unglaublicher Stärke, haben mich tief berührt und mich gelehrt: Wir sind nie wirklich allein, und es gibt immer Hoffnung. Aber diese findet man nicht, wenn man in seinem Schneckenhaus bleibt, in der Angst, wieder verletzt zu werden.
Dieses Buch ersetzt keine Therapie. Aber es vereint alles, was mich herausgefordert hat, was ich als Speakerin, Autorin, Podcast-Host, als Mentorin und vor allem als deine Lipödem-Schwester gelernt habe. Es soll dich an die Hand nehmen, dir zeigen, dass du mit deinen Gedanken nicht allein bist, und dich an deine eigene Kraft erinnern. Ich wünsche dir von ganzem Herzen, dass du die Knoten lösen wirst, die dich momentan noch zurückhalten, dass du ein Fundament schaffen wirst, auf dem du wieder wachsen und strahlen kannst, und dass du jeden Tag aufs Neue spüren wirst: Egal, wie deine Beine oder dein Körper aussehen – du bist es wert, ein Leben voller Glück und Selbstbestimmung zu führen.
Für dieses besondere Projekt hätte ich mir keine bessere Partnerin als Marianne Jouanneaux wünschen können. Ihre tiefgründige Art, Menschen zu verstehen und zu berühren, vor allem mal so eben innerhalb von fünfzehn Minuten am Frühstückstisch, hat mich von Anfang an fasziniert. Sie hat unglaublich wertvolle Perspektiven mit uns zu teilen, und ich hoffe von Herzen, dass ihre Worte und ihre Weisheit dich genauso begeistern, ergreifen und inspirieren werden wie mich. Wagst du diese für dich lebensverändernde Reise? Mach dich bereit, wir sind an deiner Seite.

Deine Caro

SELBSTHILFE – EINE ANTWORT AUF GESELLSCHAFTLICHE VORURTEILE

Ich bin Marianne und mit Leib und Seele Therapeutin. Dieses Buch ist aus einem tiefen Wunsch heraus entstanden, dir zu helfen, dich selbst besser zu verstehen, mit deiner Diagnose Lipödem umzugehen und einen Weg zu finden, der dir mehr Lebensqualität schenkt. Ich weiß, dass der Lebensweg mit dieser Erkrankung oft herausfordernd ist – körperlich und seelisch. Doch ich möchte dir zeigen, dass du nicht allein bist und dass es auch für dich Möglichkeiten gibt, dein Leben aktiv zu gestalten und dich wohl in deiner Haut zu fühlen.

Lipödem ist mehr als eine Diagnose. Es beeinflusst dein Selbstbild, deine Emotionen und oft auch deinen Alltag. Vielleicht kennst du das Gefühl der Hilflosigkeit oder der Frustration, wenn du gegen deinen eigenen Körper zu kämpfen scheinst. Aber genau an dieser Stelle setzt dieses Buch an: Es soll dir nicht nur Wissen vermitteln, sondern auch Mut machen. Es soll dir eine Stütze sein, wenn du Kraft brauchst, und eine Inspiration, wenn du neue Perspektiven suchst. Mein Ziel ist es, die Welt mit diesem Buch ein kleines bisschen besser zu machen, indem ich dir Werkzeuge an die Hand gebe, mit denen du deinen eigenen Weg finden und gestalten kannst. Du bist so viel mehr als deine Diagnose, und du verdienst es, dich wohl, stark und wertvoll zu fühlen.

Ich lade dich ein, dieses Buch als eine Reise zu dir selbst zu sehen. Lass uns gemeinsam neue Wege entdecken – zu mehr Selbstliebe, Akzeptanz und Lebensfreude.

Von Herzen, Marianne

Bereit zum Eintauchen?

Entdecke Seite 23 …

Dein Lipödem löst Wut, Frustration und Traurigkeit in dir aus?

Stärke dich mit Seite 62 …

Das Selbstmanagement mit seiner unendlichen ToDo-Liste erschöpft dich?

Du fühlst dich nach der Lipödem-Diagnose völlig überrollt und verloren?

Spring zur Seite 16 …

Finde die Antwort auf Seite 96 …

Was, wenn das Liposuktionsergebnis nicht so ausfällt, wie du es dir erhofft hast?

Hast du Angst, dass das Lipödem für deine Partnerschaft zur Last wird?

Lies Seite 104 …

Die Lipödem-Schmerzen sind außer Kontrolle geraten?

Seite 142 holt dich da raus …

Informiere dich auf Seite 120 …

Du hast Angst, deinen Kindern das Lipödem weiterzuvererben?

Zeit zum Umdenken mit Seite 86 …

Du gibst dein Bestes und doch reicht es nicht, um die perfekte Patientin zu sein?

Lass dich bestärken auf Seite 128 …

Du lehnst deinen Körper ab oder hasst sogar deine Beine oder Arme?

WAS IST LIPÖDEM?

Das Lipödem ist eine chronische Erkrankung des Fett- und Bindegewebes. Die Forschung der letzten Jahre hat bedeutende Fortschritte im Verständnis dieser Erkrankung erzielt: Wir wissen heute, dass sie genetisch veranlagt ist und auf verschiedenen Genen codiert wird. Die genetische Komponente ist komplex: Selbst, wenn die Mutter betroffen ist, liegt die Wahrscheinlichkeit einer Erkrankung bei den Töchtern bei etwa fünfzig Prozent. Die väterlichen Gene spielen ebenfalls eine bedeutende Rolle in der Vererbung.

Auch wenn die exakten Ursachen der Erkrankung noch nicht vollständig entschlüsselt sind, haben sich weltweit und besonders in Deutschland starke Forschungsgemeinschaften etabliert, die kontinuierlich neue Erkenntnisse gewinnen.
Typischerweise manifestiert sich das Lipödem während der Pubertät. Ein charakteristisches Merkmal ist das symmetrische Auftreten der Fettverteilungsstörung, das heißt, sie betrifft immer beide Beine oder beide Arme gleichzeitig. Diese Symmetrie ist ein wichtiges Unterscheidungsmerkmal zum Lymphödem, das auch einseitig auftreten kann.
Die charakteristischen Schmerzen beim Lipödem entstehen durch ein komplexes Zusammenspiel verschiedener Faktoren: Unser Fettgewebe ist von einem dichten Netzwerk sensorischer Nervenfasern durchzogen. Wenn sich die Lipödem-Fettzellen vergrößern oder vermehren, steigt der Gewebedruck. Dies führt zur Ausschüttung von Botenstoffen, den sogenannten Zytokinen, die eine Entzündungsreaktion auslösen. Die einwandernden Immunzellen und freigesetzten Entzündungsmediatoren reizen die Nervenfaserenden, wodurch der typische Druckschmerz entsteht.

Verschiedene Faktoren können das Lipödem verschlechtern: An erster Stelle steht psychischer Stress, gefolgt von Gewichtszunahmen, die zusätzlichen Druck auf das Lipödem-Fettgewebe ausüben. Auch hormonelle Veränderungen während der Schwangerschaft, der Stillzeit, der Wechseljahre oder krankheitsbedingt können einen sogenannten Schub auslösen. Betroffene berichten, dass sich häufig ohne triftigen Grund blaue Flecken bilden. Diese Neigung zu Hämatomen entsteht aufgrund einer erhöhten Empfindlichkeit der Blutgefäße. Medizinisch besorgniserregend ist sie jedoch nicht. Deshalb wurde sie in der Leitlinie nun hochoffiziell als Symptom des Lipödems gestrichen.

Das sich vertiefende Verständnis dieser Zusammenhänge ermöglicht der Medizin die Entwicklung neuer Therapieansätze. Die aktive Forschungsgemeinschaft in Deutschland und weltweit arbeitet stetig daran, das Wissen über das Lipödem zu erweitern und die Behandlungsmöglichkeiten zu verbessern. Wir, die Experten der Community, tragen aber auch auf Patientenseite etwas dazu bei. Durch den steten Austausch miteinander und mit den Fachleuten des Netzwerks verbessern wir immer weiter die Zugänglichkeit des Selbstmanagements, fördern das Verständnis für den Therapiealltag und unsere Bedürfnisse und fordern eine bedarfsgerechte Patientenversorgung.

Du siehst, das Lipödem ist bei Weitem nicht mehr so unerforscht und unbekannt, wie es früher war, auch wenn immer noch einigen Ärzten und Ärztinnen die Symptomerkennung und die Diagnosestellung schwerfallen. Bis wir den Versorgungsstandard der Patienten auf ein faires Niveau gehoben haben, wird es zwar noch etwas mehr Zeit brauchen, aber wir tun alles, damit die kommenden Generationen Lipödem-Betroffener einen besseren Start haben als wir.

01

01

AKZEPTANZ DER DIAGNOSE UND SELBST-ANNAHME

KAPITEL 01

TEIL 1

WIE GEHE ICH MIT DER DIAGNOSE UM?

Mit der Diagnose Lipödem beginnt für viele Betroffene eine emotionale Achterbahnfahrt. Endlich haben die Schmerzen einen Namen, doch gleichzeitig öffnen sich unzähligen Ängsten und Fragen Tür und Tor. In diesem intensiven Gespräch zwischen der Lipödem-Betroffenen Caroline und der Therapeutin Marianne erleben wir hautnah den inneren Kampf einer jungen Frau, deren Leben durch eine unerwartete Diagnose erschüttert wurde. Von der lähmenden Panik bis zum ersten Schimmer neuer Perspektiven zeigt dieser Dialog, wie essenziell die seelische Verarbeitung für den Heilungsprozess ist und warum der Weg zur Akzeptanz manchmal über die Trauer führen muss.

Caroline: Marianne, meine Diagnose hat mich damals völlig unvorbereitet getroffen. Als ich mit Anfang zwanzig mit Schmerzen in meinen Beinen zu meinem Hausarzt ging, verwies er mich in eine Gefäßklinik, wo ich schlussendlich die Diagnose Lipödem erhielt. Zunächst war ich erleichtert, dass ich mir die Schmerzen nicht nur einbildete und nun eine Erklärung dafür hatte. Aber gleichzeitig war da eine riesige Verunsicherung. Ich hatte das Gefühl, mein Leben änderte sich grundlegend. Plötzlich hatte ich nicht nur Schmerzen in den Beinen, sondern ich hatte eine Krankheit! Das war wie ein Stempel in meinem Reisepass bei einer Reise ins Ungewisse. Es war ein einschneidendes Lebensereignis für mich, ein Verlust und ein Abschied von der Caroline, die ich vorher gewesen war.
In diesem Alter hat man bereits genug Herausforderungen durchzustehen, vor allem mit sich selbst, und steckt noch knietief in seiner Findungsphase: die erste eigene Wohnung, die erste Steuererklärung, der Einstieg ins Berufsleben und ein völlig demoliertes Selbstbewusstsein. Ich traute mir zunächst nicht wirklich zu, parallel auch noch die Lipödem-Therapie bewerkstelligen zu können.

Ich fragte mich: Was wird das jetzt für meinen Alltag bedeuten? Wie wird mein Leben weiter verlaufen? Wie wird es in ein paar Jahren um meine Mobilität stehen? Mein Arzt hatte mich leider nur mit der Diagnose und einem Rezept für eine Flachstrickversorgung versehen und hatte keine Zeit für eine ausführliche Beratung oder gar aufmunternde Worte oder einen Therapieplan. Ich fühlte mich alleingelassen, machtlos, hilflos und völlig überfordert. Ich wusste, dass ich etwas tun sollte, doch ich wusste nicht, wo und wie ich beginnen sollte.

Marianne: Eine Diagnose ist oft nicht nur ein kleiner Zettel vom Arzt, sondern fühlt sich wie ein Schlag ins Gesicht an und wie ein Stempel, der einem plötzlich die Freiheit nimmt, einfach „nur" man selbst zu sein. Plötzlich hast du nicht nur Beine mit Schmerzen, sondern eine „Krankheit", einen neuen Begleiter, der ungefragt in dein Leben eingezogen ist. Und natürlich löst das Panik aus. Jede von uns würde da erst einmal wie versteinert dastehen. Manchmal fühlt es sich an, als schlüge da eine große Tür zu, hinter der das alte Leben verschwindet. Plötzlich steht ein neuer, ungebetener Schauspieler auf der Bühne deines Lebens: das Lipödem. Und du grübelst, was dieses Theaterstück mit dir zu tun haben sollte.
Aber weißt du, was ich auch heraushöre? Dass dir niemand die Hand gereicht und dich in den neuen Lebensabschnitt hineingeleitet hat. Stattdessen bekommst du ein Rezept in die Hand gedrückt, als wäre das Problem damit gelöst. Willkommen im System, bitte abholen, danke, auf Wiedersehen. Kein Wunder, dass du dich verloren gefühlt hast. Das ist kein persönliches Versagen von dir, das ist ein Versagen einer Gesellschaft, die Diagnosen vergibt wie Strichcodes, aber die Menschen dahinter nicht sieht.
Darum lass uns mal genauer hinschauen: Was war es genau, das sich für dich wie ein Verlust angefühlt hat? War es der Verlust der Idee von einem unbeschwerten Körper, von grenzenloser Energie in deinen Zwanzigern? Oder vielleicht, dass du die Vorstellung aufgeben musstest, dass das Leben in diesem Alter gradlinig und leicht sein müsste? Ich frage das, weil das Benennen oft hilft und weil wir sonst Gefahr laufen, gegen einen Schatten zu kämpfen statt gegen den tatsächlichen „Gegner".

Caroline: Über die Erwartungshaltung an die eigene Gesundheit, also an die Zukunft der eigenen Lebensqualität, macht man sich erst Gedanken, wenn diese einem entrissen wird. Ich wollte einfach mein Leben genießen, Abenteuer erleben, wachsen und Ziele erreichen. Jetzt waren da Schmerzen, Einschränkungen und die Angst, dass sich alles verändern und mich auch mental überlasten würde. In diesem jungen Alter macht man sich keine Gedanken über genetische Erkrankungen. Das Gefühl, ich könne nicht mehr alles tun, was ich mir vorgenommen hatte, bedrohte meine Lebensfreude, und ich fiel in ein tiefes Loch. Denn nach kurzer Zeit spürte ich ein leises Zwicken auch in meinen Oberarmen, und was leise begann, wurde Tag für Tag lauter, bis ich es nicht mehr ignorieren konnte. Am liebsten wäre ich vor diesen Schmerzen weggerannt, weil ich damals ja schon wusste, was auf mich zukommen würde. Ich ahnte Schreckliches, und ich traute mich kaum, einen Arzttermin auszumachen. Das Lipödem sollte nun auch an den Armen diagnostiziert werden – meine Welt brach einfach zusammen und ich mit ihr.

Marianne: Weißt du, Caro, was mich wütend macht? Dass uns ständig eingeredet wird, junge Frauen müssten unzerstörbar sein – fit, strahlend, immer leistungsfähig, am besten noch mit makelloser Haut und endloser Energie. Aber mal ehrlich: Wer hat eigentlich festgelegt, dass Gesundheit und ein genormter Körper die Grundausstattung und Voraussetzungen für Glück sind? Dieses Märchen verkauft uns die Gesellschaft, während sie gleichzeitig an jeder Ecke an unserem Selbstwert nagt.
Deine Reaktion ist nicht nur verständlich, sie ist zutiefst menschlich. Natürlich fühlt sich diese Diagnose wie ein kleiner Weltuntergang an. Es ist, als würdest du eine unsichtbare Grenze überschreiten: Da war das Leben „vor dem Schmerz“, und jetzt beginnt das Leben „mit dem Schmerz“. Und ja, da zerbricht etwas. Aber es zerbrichst nicht du! Was hier auseinanderfällt, ist vielmehr ein Bild von einem Leben, das angeblich nur dann lebenswert ist, wenn es reibungslos und perfekt verläuft.
Aber jetzt kommt die entscheidende Frage: Bedeutet dieser Bruch, dass alles verloren ist? Oder bedeutet er vielmehr, dass du dich verändern wirst und jetzt endlich die Chance hast, in deinem Leben die Spreu vom Weizen zu trennen? Manchmal macht uns eine Krise gnadenlos die fremden Erwartungen bewusst, die wie Fesseln sind, in die wir uns gezwängt haben. Plötzlich stehst du da, nackt vor dir selbst, und musst dich fragen: Welche Träume sind wirklich meine? Was davon will ich selbst und was habe ich bisher nur verfolgt, weil es in irgendeine gesellschaftliche Schablone gepasst hat?

Nimm dir die Zeit, diese Trauer auszuhalten. Lass sie all ihre Phasen durchlaufen, auch die, die sich unendlich dunkel anfühlen. Denn genau darin liegt die Kraft: Trauern ist kein Zeichen von Schwäche, sondern ein Aufstand gegen die Idee, dass wir immer funktionieren müssen. Und wenn du diesen Aufstand zulässt, erreichst du irgendwann eine Klarheit, die dir keine Diagnose, kein Arztbericht und kein Schönheitsideal mehr nehmen kann.

Caroline: Ich war so von der Angst gefangen, dass ich kaum mehr klar denken konnte. Aber jetzt, wo ich darüber nachdenke: Einige meiner Wünsche und Träume waren mit der Diagnose Lipödem vielleicht nicht mehr so leicht erreichbar wie vorher, aber dafür wurden andere wichtiger. Die Prioritäten verschieben sich, und ich kann mir gut vorstellen, dass sie das irgendwann in meinem Leben sowieso getan hätten – bestimmt sogar zum Guten. Ehrlicherweise würde ich gerade dieses Gespräch mit dir nicht führen und keine Bücher schreiben, wenn das Lipödem nicht in mein Leben getreten wäre. Jetzt habe ich eine Geschichte, die ich erzählen muss und die anderen einen Hoffnungsschimmer geben soll.

Marianne: Genau! Sieh es mal so: Manchmal fühlt sich ein Verlust an wie ein zerschlagenes Glas – scharf, schmerzhaft, chaotisch. Aber aus diesen Scherben kann etwas Neues entstehen, wenn sie eingeschmolzen und aus ihnen ein neues, wunderschönes Glasgebilde geformt wird: Es ist ein Neubeginn, kein Ende! Lass die Trauer zu, die Wut, das Verhandeln, die Momente, in denen du einfach nur vor dich hin starrst. All das hat seine Daseinsberechtigung, weil sich Schmerz, der nicht gefühlt wird, im Körper einnistet. Je mehr du ihn blockierst, desto größer wird die Last, die dein Körper tragen muss. Die Frage ist: Wie stabilisierst du dich? Wie entlastest du deinen Kopf, damit er nicht in Panik verfällt?

»Lass den Schmerz zu, denn Schmerz, der nicht gefühlt wird, nistet sich im Körper ein.«

Caroline: Stabilität gibt mir der Austausch mit anderen Betroffenen, die mir das Gefühl geben, nicht allein zu sein, das Verständnis, die Ermutigung. Denn selten fühlt man sich so verstanden wie von anderen Betroffenen, denen es ähnlich geht wie einem selbst. Und die Kompression: Sie ist mein Anker im Alltag geworden und eine Möglichkeit, dass sich nicht mehr hundert Prozent meiner Aufmerksamkeit mit meinen Lipödem-Schmerzen beschäftigen müssen.

Marianne: Perfekt! Ein Netzwerk von Menschen, die dich wirklich verstehen, ist wie ein sicherer Hafen in stürmischen Gewässern. Und die Kompression ist dein täglicher Begleiter. Aber sie ist auch ein Symbol dafür, dass du etwas in der Hand hast, das du aktiv mitgestalten kannst. Die Gesellschaft will uns oft glauben machen, dass wir ohnmächtig seien, dass unser Körper uns im Stich lasse. Aber du, Caro, du handelst, du nimmst dein Leben selbst in die Hand. Also, was ist dein erster Schritt nach der Diagnose Lipödem? Nicht, um perfekt zu sein, sondern um diesen neuen Lebensabschnitt zu betreten. Was braucht dein Herz genau jetzt?

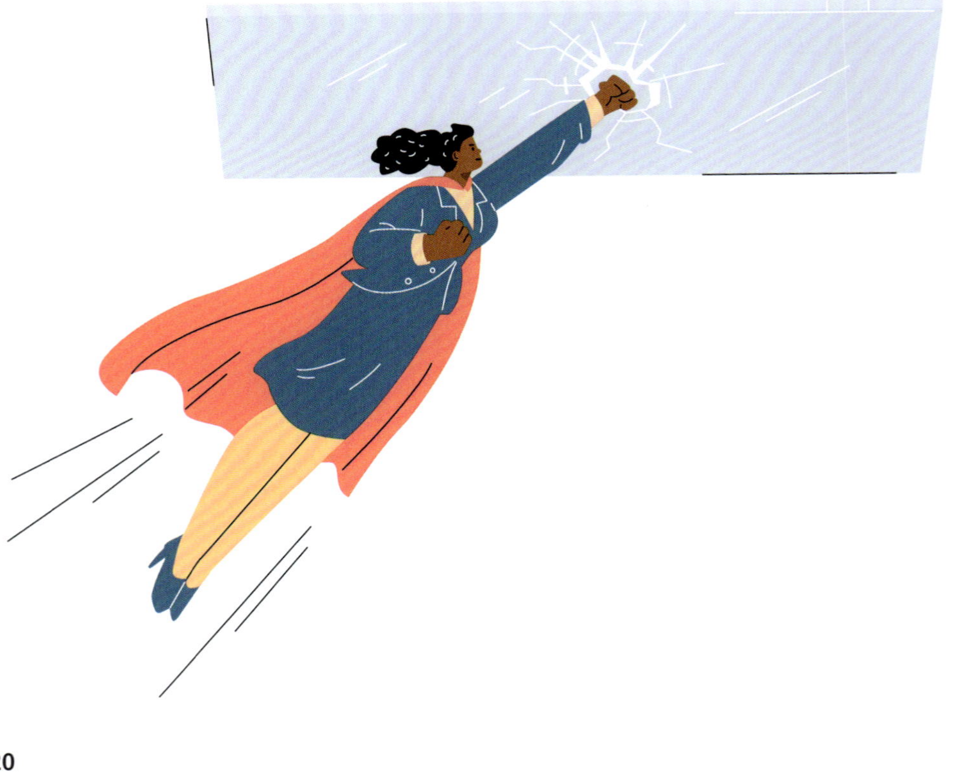

Caroline: Ich muss akzeptieren, dass sich mein Körper verändert hat und dass das in Ordnung ist. Ich will nicht mehr gegen ihn kämpfen, sondern lernen, mit ihm und seinen neuen Eigenschaften zu leben. Ich möchte meine Energie auf das lenken, was ich beeinflussen kann: mein Selbstmanagement, meine Ziele, mein Umfeld, die Dinge, die mir Freude bereiten. Mein Herz braucht wieder Stabilität, nachdem mein Leben ins Wanken geraten ist, und ich brauche die Gewissheit, dass ich nicht völlig machtlos bin.

Marianne: Exakt das ist der Punkt, an dem echte Freiheit beginnt: Du hörst auf, gegen dich selbst zu kämpfen, und beginnst, dir selbst mit Respekt und Neugier zu begegnen. Dein Körper ist kein Gegner, er ist ein Komplize in diesem deinem Leben, und zwar auf seine eigene Art, mit all seinen Eigenheiten, die man manchmal auch gar nicht vorhersehen kann. Und denk daran: Du bist nicht allein. Wir gehen diesen Weg gemeinsam, Schritt für Schritt. Glaube mir: Aus diesen Erfahrungen entsteht eine Kraft, von der du vorher nicht einmal geahnt hast, dass sie in dir stecken könnte.

»Hör auf, gegen dich selbst zu kämpfen, und fang an, dir selbst mit Respekt und Neugier zu begegnen.«

KAPITEL 01

TEIL 2

GEFÜHLE ZULASSEN UND VERARBEITEN

Eine Diagnose wie Lipödem zu erhalten, ist oft ein tiefer Einschnitt. Plötzlich gibt es eine Erklärung für viele deiner Beschwerden, aber gleichzeitig wirft sie auch viele Fragen auf und verunsichert und ängstigt dich. Es ist völlig normal, dass du dich anfangs überfordert fühlst. Doch du bist nicht machtlos, denn es gibt Möglichkeiten, mit dieser Diagnose umzugehen, ohne dass sie dich definiert.

Marianne: Als Ergotherapeutin arbeite ich täglich mit Menschen, die vor ähnlichen Herausforderungen stehen. Ich selbst habe kein Lipödem, aber ich sehe, spüre und verstehe, was diese Diagnose in einem auslösen kann: die Sorgen, die Selbstzweifel, das Gefühl, plötzlich einen anderen Körper zu haben, und manchmal auch, dass das Leben einfach nicht mehr so läuft wie geplant. Ich sehe aber auch, wie unglaublich resilient Menschen sein können, wenn sie die richtigen Werkzeuge in die Hand bekommen. Es ist, als lerne man, auf unebenem Terrain zu tanzen. Man stolpert, ja, aber man lernt, die Balance zu halten, immer wieder aufzustehen und sogar neue Schritte auszuprobieren.
Gemeinsam mit Caroline, die diesen Weg selbst gegangen ist und ihn immer weiter geht, möchte ich dir einige Strategien vorstellen. Sie sollen dir helfen, dich deinem Körper und deiner neuen Realität zu nähern – aus einer Haltung der Selbstfürsorge und Akzeptanz heraus. Und ganz wichtig: Akzeptanz heißt nicht, dass du deine Diagnose gutheißen musst. Es bedeutet, dass du lernst, auf eine Weise mit ihr umzugehen, die dir Energie schenkt, statt sie dir zu rauben. Denn uns wird oft eingeredet, wir müssten kämpfen oder uns kleinmachen lassen. Doch wir entscheiden selbst, wie wir leben wollen.

WÄRST DU ZU DEINER FREUNDIN SO HART WIE ZU DIR SELBST?

Viele Menschen sind sich gar nicht bewusst, wie hart sie mit sich selbst ins Gericht gehen. Vielleicht kennst du das: Gedanken wie „Warum gerade ich?“ oder „Ich werde nie wieder unbeschwert leben können“ schleichen sich immer wieder ein. Diese innere Stimme kann unglaublich streng sein. Doch stell dir vor, eine gute Freundin käme zu dir und erzählte dir von ihrer Diagnose. Würdest du sie so hart beurteilen wie dich selbst? Wahrscheinlich nicht.
Eine der wirkungsvollsten Strategien, um mit der eigenen Diagnose Frieden zu schließen, ist es, sich selbst mit der gleichen Freundlichkeit zu begegnen, die man einem geliebten Menschen entgegenbringen würde.

Tipp: Ein guter Weg, dies zu üben, ist das Führen eines Selbstmitgefühl-Tagebuchs: Schreibe täglich auf, was du an diesem Tag gut gemacht hast, worauf du stolz bist oder was dir gutgetan hat. Auch wenn es nur kleine Dinge sind – sie helfen dir dabei, deine Perspektive zu verändern und dich selbst mit mehr Wohlwollen zu sehen.

Eine Diagnose wie Lipödem ist nicht nur eine körperliche, sondern auch eine emotionale Herausforderung. Wut, Frustration, Traurigkeit – all diese Gefühle sind völlig normal, und jeder andere Mensch würde sie in deiner Situation womöglich ebenso empfinden wie du. Manchmal ist da zudem auch die Angst, wie sich das Leben verändern wird, oder die Unsicherheit, was die Zukunft bringen wird. Das Wichtigste ist, diesen Gefühlen Raum zu geben, anstatt sie zu unterdrücken.

Es geht nicht darum, sich in diesen Gefühlen zu verlieren, sondern ihnen den Raum zu geben, den sie brauchen, damit du sie von deinen Schultern abschütteln und wieder freier atmen kannst, um dann weitergehen zu können.

Wege, um Emotionen besser zu verarbeiten

- Schreiben kann helfen, die Gedanken zu sortieren und Gefühle auszudrücken.
- Kreative Ausdrucksformen wie Malen, Tanzen, Singen oder Musik bieten eine Möglichkeit, Emotionen auf eine nicht verbale Weise zu verarbeiten.
- Gespräche mit vertrauten Menschen oder der Austausch in einer Selbsthilfegruppe können Trost spenden und zeigen, dass du mit deinen Gedanken nicht allein bist.

AKZEPTANZ FUSST AUF WOHLWOLLEN DIR SELBST GEGENÜBER

Oft passiert es, dass der eigene Körper nach der Diagnose als Feind wahrgenommen wird. Gerade wenn er sich verändert oder sich nicht so verhält, wie man es sich wünscht, entsteht eine Distanz zum eigenen Körper und eine Abneigung sich selbst gegenüber. Achtsamkeit kann dabei helfen, diesen Konflikt zu lösen. Sie bedeutet, den Moment wahrzunehmen, ohne ihn direkt zu bewerten. Techniken wie der Body-Scan, Atemübungen oder bewusstes Spazierengehen können dir helfen, dich wieder mit deinem Körper zu verbinden. Er ist nicht gegen dich, im Gegenteil! Er tut sein Bestmögliches, dich am Leben zu erhalten oder sich zu regenerieren, und du kannst ihn dabei unterstützen. Doch auch dein innerer Dialog hat immense Auswirkungen auf dein Körperbewusstsein: Die Gedanken, die du über dich selbst hast, formen deine Realität, deine Wahrnehmung deiner selbst. Wenn du dir ständig sagst, dass dein Körper dich im Stich lässt, du unattraktiv geworden bist oder alle nur noch das Lipödem an dir sehen, wird sich genau dieses Gefühl verstärken. Doch du kannst diese Gedanken bewusst umformulieren.

Tipp: Statt „Mein Körper ist mein Feind“ kannst du sagen: „Mein Körper gibt sein Bestes, und ich unterstütze ihn dabei.“ Statt „Ich werde nie wieder glücklich sein“ kannst du sagen: „Ich habe mit vielen Herausforderungen zu kämpfen, aber ich habe es trotzdem verdient, Freude zu empfinden.“

Diese Umformulierung ist keine einfache Aufgabe, doch sie kann langfristig deine Selbstwahrnehmung und dein Selbstbild verändern. Um sie nicht zu vergessen, schreibe sie auf eine Postkarte und hänge sie an den Kühlschrank oder klebe sie an den Monitor oder in deinen Terminkalender. Dabei hilft dir auch, den Fokus weg vom neuen Unvermögen hin zum Möglichen zu lenken. Es ist verständlich, wenn du dich nach der Diagnose erst einmal auf all das konzentrierst, was nun nicht mehr geht oder was schwerer geworden ist. Doch genauso wichtig ist es, den Blick auf das zu richten, was weiterhin möglich ist und was du vielleicht sogar neu oder auf andere Art und Weise entdecken kannst.

Tipp: Eine einfache Übung ist es, sich jeden Abend drei Dinge bewusst zu machen, die an dem Tag gut waren. Vielleicht hast du ein schönes Gespräch geführt, eine kleine Hürde gemeistert oder dir eine wohlverdiente Pause gegönnt. Diese kleinen Momente sind es, die nach und nach wieder Lebensfreude in den Alltag bringen.

AKZEPTANZ BEDEUTET FREIHEIT

Es wäre wenig hilfreich, dir unrealistische Ziele zu setzen oder deine Probleme zu ignorieren. Vielmehr geht es darum, eine Perspektive zu finden, die dir Kraft gibt. Statt dich von der Diagnose und den Einschränkungen lähmen zu lassen, kannst du dich fragen:

- Was möchte ich trotz dieser Erkrankung in meinem Leben erleben?
- Was ist das Mindeste, das ich heute dafür tun könnte, um mich ein Stück wohler zu fühlen?

Akzeptanz heißt nicht, dass du das Lipödem lieb gewinnen oder feiern musst. Vielmehr bedeutet es, dass du dich davon nicht steuern lässt. Dein Leben ist viel mehr als diese Diagnose: Es hat Tiefe und Farbe und ist voller Möglichkeiten. Mit den richtigen Strategien kannst du lernen, deinen eigenen Weg zu finden – einen Weg, der dir Kraft gibt und dir zeigt: Du hältst die Zügel in der Hand, nicht das Lipödem. Dein Weg muss wahrlich nicht perfekt oder vollkommen sein, und es braucht auch nicht jeden Tag steil bergauf zu gehen. Das Leben ist nun einmal eine wilde Achterbahnfahrt voller Höhen und Tiefen und bringt

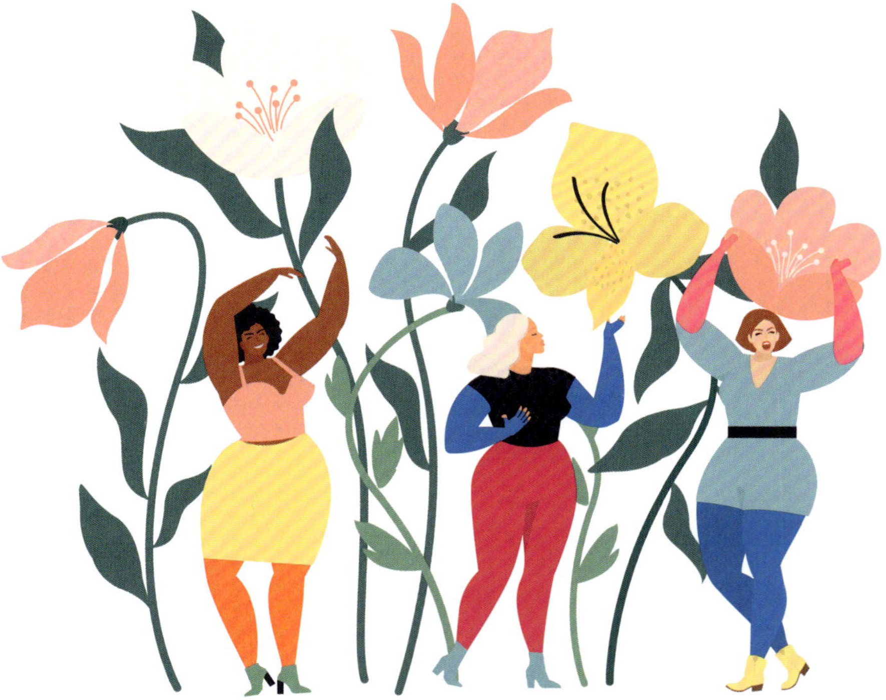

auch Schicksalsschläge mit sich, die gar nichts mit Lipödem zu tun haben. Du wirst also immer wieder mal die Zügel neu justieren und auch improvisieren müssen. Auch wenn dein Weg mal einem Umweg mehr gleicht als einer Abkürzung, reicht es meistens, wenn zumindest die grobe Richtung noch stimmt. Vielleicht spürst du es noch nicht, aber in dir steckt diese Kraft: die Fähigkeit, mit deinem Körper eine Allianz zu schmieden und ihn als Verbündeten zu sehen, der Fürsorge, Verständnis und Respekt verdient hat. Dein Körper gehört dir, und niemand spürt ihn so intensiv, wie du es ein Leben lang tun wirst. Dein Leben darf trotz aller Krisen lebendig, schön und erfüllend sein, und du hast das Recht, diese Wahrnehmung einzufordern, ohne dich dafür entschuldigen zu müssen.

»Du hältst die Zügel in der Hand, nicht das Lipödem.«

CAROLINES FALLBEISPIEL: MEINE REISE ZU MIR SELBST

Seit der Lipödem-Diagnose 2010 arbeite ich konstant an meiner Psyche, und es ist wie eine Reise zu mir selbst. Mal geht man Umwege, mal muss man umkehren, um eine andere Route einzuschlagen – alles Teil der Erfahrung. Erst heute, nach so vielen Jahren, in denen ich gegen meine dunkelsten Gedanken und Frustrationen angekämpft habe, spüre ich zum ersten Mal, dass ich angekommen bin. Ich ziehe an, was ich fühle oder wie ich mich fühlen will. Ich stehe für mich und meine Bedürfnisse ein. Ich gehe mit meiner Energie immer bewusster um und habe aufgehört, mich andauernd duckmäuserisch zu erklären. Stattdessen gehe ich selbstbewusst meinen Weg. Endlich bin ich frei! Liebe Lipödem-Schwester, wenn ich das geschafft habe, dann schaffst du das auch. Packe dieses Buch als „Navi" ein und schon hast du uns immer an deiner Seite. Wir begleiten dich ein kleines Stück auf deinem Weg, bis du den Mut in dir gefunden hast, deinen Weg zu gehen, ohne dich von anderen ablenken zu lassen.
Der Austausch mit anderen kann dabei unglaublich heilsam sein. Ob in Gesprächen mit Freundinnen und Familie, auf Social Media mit mir, auf einer meiner Lesungen oder in einer Selbsthilfegruppe – es tut gut zu wissen, dass es Menschen gibt, die dich verstehen und unterstützen. Auch professionelle Begleitung, sei es durch Therapie oder Coaching, kann eine wertvolle Stütze sein.

KAPITEL 01

TEIL 3

ARBEITSBLÄTTER

Arbeitsblatt Nr. 1 hilft dir, deine Gedanken und Gefühle zur Diagnose zu sortieren und Wege zu finden, um besser mit der Situation zurechtzukommen. Das zweite Arbeitsblatt soll dich dabei unterstützen, deine Zukunftsängste bewusst wahrzunehmen, sie zu reflektieren und mögliche Strategien zu entwickeln, wie du mit ihnen umgehen kannst. Mit dem dritten Arbeitsblatt kannst du lernen, wie du dein Selbstvertrauen trotz der Diagnose Lipödem stärken und neue Perspektiven für dein Leben entwickeln kannst. Du findest die Arbeitsblätter übrigens auch im Zusatzmaterial (siehe QR-Code). Nimm dir Zeit und beantworte die Fragen ehrlich und in deinem eigenen Tempo.

Arbeitsblatt

Akzeptanz und Umgang mit der Diagnose Lipödem

Selbstmitgefühl entwickeln

— Wie würdest du mit einer guten Freundin sprechen, die dieselbe Diagnose hat?

Meine Antwort:

____

____

____

____

— Schreibe drei Dinge auf, die du heute gut gemacht hast oder die dir gutgetan haben.

1. ____

2. ____

3. ____

Die Phasen der Trauer durchlaufen

Wenn wir eine Diagnose wie Lipödem erhalten, durchlaufen wir oft verschiedene emotionale Phasen. Die folgenden Fragen sollen dir helfen, deine Gedanken und Gefühle in jeder Phase zu reflektieren.

Phase 1: Verdrängung: „Das kann nicht sein."

— Die Diagnose wurde dir gerade mitgeteilt. Welche Gedanken gehen dir jetzt durch den Kopf?
— Fällt es dir schwer, die Diagnose zu akzeptieren? Wenn ja, warum fällt es dir schwer?

Meine Antwort:

____

____

____

Phase 2: Wut: „Warum ich? Das ist unfair!"

— Worauf oder auf wen bist du wütend?
— Wie könntest du deine Wut auf gesunde Weise ausdrücken (zum Beispiel mit Sport, beim Schreiben oder in Gesprächen)?

Meine Antwort:

____

____

____

Phase 3: Verhandeln: „Wenn ich nur dies oder jenes tue, kann ich es rückgängig machen."

— Hast du Gedanken daran, etwas Bestimmtes zu tun, um deine Situation zu ändern?
— Was würdest du gern „aushandeln", um dein altes Leben zurückzubekommen?

Meine Antwort:

____

____

____

Phase 4: Akzeptanz: „Es ist, wie es ist. Und ich kann lernen, damit zu leben."

— Welche positiven Aspekte kannst du in deiner Situation sehen?

— Wie kannst du dein Leben so gestalten, dass du dich trotz der Diagnose wohlfühlst?

Meine Antwort:

____

____

____

Phase 5: Abschied vom „alten Ich": „Ich verabschiede mich von meiner früheren Vorstellung davon, wer ich bin, und begrüße eine neue Version von mir."

— Was vermisst du von deinem früheren Ich?

— Welche neuen Möglichkeiten könnten sich für dich eröffnen?

Meine Antwort:

____

____

____

Gefühle zulassen und verarbeiten

Welche Emotionen empfindest du im Zusammenhang mit deiner Diagnose? Bitte kreuze das Zutreffende an.

- ☐ Traurigkeit
- ☐ Wut
- ☐ Hilflosigkeit
- ☐ Hoffnung
- ☐ Akzeptanz

Weitere:

____

____

— Welche Wege helfen dir, deine Gefühle auszudrücken?
Bitte kreuze das Zutreffende an.

☐ Tagebuch schreiben
☐ Malen/Zeichnen
☐ Gespräche mit anderen
☐ Bewegung (zum Beispiel Spazierengehen oder Tanzen)

Weitere:

____

____

____

Achtsamkeit und Körperbewusstsein

Welche Achtsamkeitsübungen oder Entspannungstechniken könntest du ausprobieren? Bitte kreuze das Zutreffende an.

☐ Atemübungen
☐ Body-Scan (achtsames Spüren des Körpers)
☐ Meditation
☐ Yoga oder sanfte Bewegung

Weitere:

____

____

____

Nach der Übung: Wie hat es sich angefühlt?

____

____

____

Realistische und positive Selbstgespräche

Schreibe einen negativen Gedanken auf, den du oft hast:

— Wie könntest du diesen Gedanken in eine freundlichere, stärkende Version umformulieren?

Fokus auf das Positive

— Schreibe drei Dinge auf, die trotz deiner Diagnose gut in deinem Leben laufen:

1.
2.
3.

Soziale Unterstützung

— Welches sind Menschen in deinem Leben, die dich unterstützen können?

— Mit wem könntest du in den nächsten Tagen ein offenes Gespräch führen?

Positive Zukunftsvision

— Was möchtest du in deinem Leben trotz oder mit der Diagnose erleben?

— Welche kleinen Schritte kannst du heute oder diese Woche tun, um dich wohler zu fühlen?

-
-
-

Fazit

Welche Erkenntnis aus diesem Arbeitsblatt war für dich besonders hilfreich?

Tipp: Akzeptanz bedeutet nicht, die Krankheit gut zu finden, sondern zu lernen, sie als Teil des Lebens anzunehmen.

Arbeitsblatt

Zukunftsängste bei Lipödem, Was-wenn-Sätze und Angstmanagement

Identifikation der Zukunftsängste

Viele Betroffene machen sich Sorgen darüber, wie sich ihre Diagnose auf ihr Leben auswirken wird. Welche Was-wenn-Fragen gehen dir durch den Kopf? Schreibe hier deine eigenen Gedanken auf:

- Was, wenn ____
  ____ ?
- Was, wenn ____
  ____ ?
- Was, wenn ____
  ____ ?

Falls du noch Inspiration brauchst, hier einige häufige Zukunftsängste:

- Was, wenn mich niemand mehr attraktiv findet?
- Was, wenn meine Schmerzen immer schlimmer werden?
- Was, wenn ich keine passende Kleidung mehr finde?
- Was, wenn ich irgendwann nicht mehr arbeiten kann?
- Was, wenn ich von anderen nicht ernst genommen werde?
- Was, wenn meine Therapie nicht hilft?
- Was, wenn ich mich sozial immer weiter zurückziehe?

Gedanken hinterfragen und neue Perspektiven finden

Nun schauen wir uns deine Was-wenn-Gedanken genauer an. Gibt es Beweise dafür, dass das, was du befürchtest, wirklich eintreten wird? Wie könntest du diese Gedanken positiver oder realistischer formulieren?

ANGST/GEDANKE	WIE REALISTISCH IST DAS?	ALTERNATIVE SICHTWEISE
....	....	....
....	....	....
....	....	....

Ressourcen und Unterstützung

Welche Strategien oder Ressourcen könnten dir helfen, mit deinen Zukunftsängsten umzugehen?

- Personen, mit denen ich sprechen kann: ____________________

  ____
- Experten, die mir helfen könnten (zum Beispiel Therapeuten, Ärzte oder Ernährungsberater): ____________________

  ____
- Aktivitäten, die mir guttun und mich ablenken: ____________________

  ____
- eigene Stärken, die ich nutzen kann: ____________________

  ____

Kleine Schritte in eine sichere Zukunft

Angst entsteht oft aus Unsicherheit. Kleine, konkrete Schritte können dir helfen, dich sicherer zu fühlen. Welche ersten Schritte könntest du unternehmen, um deine Angst zu reduzieren?

- ____
- ____
- ____

— Wie kannst du dich daran erinnern, diese Schritte wirklich umzusetzen (Haftnotizzettel, visuelle Reminder, Magnete am Kühlschrank oder Ähnliches)?

____

____

____

Selbstermutigung

Schreibe dir hier einen positiven Satz auf, den du dir vorsagen kannst, wenn Zukunftsängste hochkommen:

Ich erinnere mich daran, dass

____

____

____

Fazit

— Was ist die wichtigste Erkenntnis, die du aus diesem Arbeitsblatt mitnimmst?

____

____

____

Hinweis: Zukunftsängste sind normal, aber sie müssen nicht dein Leben bestimmen. Du hast die Fähigkeit, dich aktiv mit ihnen auseinanderzusetzen und sie Schritt für Schritt zu bewältigen!

Arbeitsblatt

Vertrauen aufbauen und neue Wege gehen

Vertrauen in dich selbst aufbauen

Vertrauen in sich selbst zu haben, bedeutet, an die eigene Stärke und Fähigkeit zu glauben, mit Herausforderungen umgehen zu können. Schreibe drei Dinge auf, die du in deinem Leben bereits gemeistert hast.

1. ____________________

2. ____________________

3. ____________________

Was hat dir damals geholfen, diese Herausforderungen zu bewältigen?

____

____

____

Welche deiner Stärken kannst du jetzt nutzen, um dein Vertrauen in dich selbst zu fördern?

____

____

____

Selbstzweifel hinterfragen

Jeder Mensch hat Zweifel, aber nicht alle Befürchtungen, die wir haben, sind realistisch. Welche Zweifel oder Unsicherheiten hast du bezüglich deiner Zukunft?

- ____________________
- ____________________

- ______________________________
- ______________________________

Nun hinterfrage diese Zweifel: Gibt es Beweise dafür, dass sie realistisch sind, oder gibt es alternative Sichtweisen?

ZWEIFEL/GEDANKE	WIE REALISTISCH IST DAS?	ALTERNATIVE SICHTWEISE
....	....	....
....	....	....
....	....	....

Neue Wege erkunden

Auch wenn sich dein Leben durch die Diagnose verändert, bedeutet das nicht, dass du keine neuen Möglichkeiten hast. Was würdest du gern ausprobieren oder lernen?

- ______________________________
- ______________________________
- ______________________________

Welche ersten kleinen Schritte könntest du tun, um diese neuen Wege auszutesten?

- ______________________________
- ______________________________
- ______________________________

Soziale Unterstützung nutzen

Welche Menschen in deinem Umfeld könnten dir helfen, mehr Vertrauen in dich selbst aufzubauen?

___

___

___

Wo und wie kannst du aktiv um Unterstützung bitten (zum Beispiel in Gesprächen, in Selbsthilfegruppen oder in einer Therapie)?

___

___

___

Selbstermutigung und neue Glaubenssätze

Formuliere einen positiven Glaubenssatz, den du dir selbst vorsagen kannst, wenn Zweifel oder Ängste aufkommen:

Ich vertraue darauf, dass ___

___

Fazit

Was ist die wichtigste Erkenntnis, die du aus diesem Arbeitsblatt mitnimmst?

___

___

___

Eine Ermutigung für deinen weiteren Weg

Vertrauen in dich selbst zu haben, heißt nicht, dass du keine Angst mehr spürst. Angst ist menschlich, sie gehört dazu und sie darf auch da sein. Vertrauen heißt vielmehr, dass du trotz dieser Angst weitergehst, Schritt für Schritt. So eröffnen sich neue Wege, die du vorher möglicherweise gar nicht gesehen hast, und sie werden dich stärker machen, als du es dir jetzt vielleicht vorstellen kannst. Dein Mut wächst nicht, weil die Angst verschwindet, sondern weil du lernst, mit ihr umzugehen!

KAPITEL 01

TEIL 4

WARUM SELBSTANNAHME SO SCHWERFÄLLT

Warum fällt es so schwer, sich selbst anzunehmen, besonders mit Lipödem? In diesem ehrlichen Austausch zwischen Caroline und Marianne geht es um alte Glaubenssätze, gesellschaftliche Ideale und die Stimmen im Kopf, die uns täglich bremsen. Das Gespräch schafft einfühlsam Raum für neue Gedanken: Was wäre, wenn du lernen dürftest, dich mit Mitgefühl statt Kritik zu betrachten? Und was, wenn du erkennst, dass du mehr als dein Körper bist?

Caroline: Marianne, viele kämpfen damit, sich so anzunehmen, wie sie aussehen. Ich habe zwar vermeintlich schlankere Beine als viele meiner Lipödem-Schwestern, doch meine Beine sind bei Weitem nicht „schön", zumindest nicht in meinen Augen. Meine Oberarme und Hüften wirken unförmig und passen nicht zu den Proportionen meines Körpers. Aber da fängt es ja erst an. Ich könnte noch so viel mehr an meinem Körper kritisieren. Und wenn ich mich schon so fühle, wie ergeht es dann wohl den anderen? Viele Lipödem-Schwestern hat es optisch noch viel härter getroffen als mich. Also stecke ich in dem Dilemma, dass ich mich besser fühlen müsste, weil ich kein maximaler Härtefall bin, dass aber trotzdem all diese Unsicherheiten auch nicht halt vor mir machen. Ich werde kritisiert, sehe nicht so aus, wie ich denke, dass ich aussehen sollte.

Marianne: Du sprichst da einen wichtigen Punkt an: Wir leben in einer Welt, die uns ständig mit unerreichbaren Idealen bombardiert. Als ob Körper, Figur oder Alter bestimmen würden, wer wir sind und wie wertvoll wir uns fühlen dürfen. Lipödem kann dieses Gefühl noch verstärken, weil es uns unserem eigenen Körper entfremdet. Aber halten wir doch einen Moment inne und fragen uns: Woher kommen diese Stimmen der Kritik? Sind das wirklich unsere eigenen Gedanken oder sind es nicht vielmehr die Erwartungen der Gesellschaft und die Marketing-Industrie, die uns einreden wollen, wie wir auszusehen haben? Wer hat entschieden, dass ein Körper nur dann schön oder wertvoll ist, wenn er einer vermeintlichen Norm entspricht?

Caroline: Ich glaube, beides trifft zu. Ich habe diese verletzenden Kommentare im Kopf: zum einen Unzufriedenheit mit mir selbst und auch etwas Neid, dass es andere mit ihren Genen vermeintlich besser getroffen haben, zum anderen aber natürlich auch das, was andere sagen. Das sind Kommentare aus meiner Kindheit oder aus dem Internet, die sich in meine Seele eingebrannt haben, von ehemaligen Mitschülern, von Fremden auf der Straße und sogar von meiner Mutter: Du bist zu dick, du bist zu groß, dein Kleidungsstil ist furchtbar, das ist unvorteilhaft usw.

Marianne: Und was machen diese Kommentare beziehungsweise verinnerlichten Stimmen mit dir? Trägst du sie als Wahrheit mit dir herum oder beginnst du langsam, sie zu hinterfragen? Denk daran: Nur weil jemand etwas sagt, ist es nicht automatisch wahr. Diese Regeln, die andere uns aufzwingen, sind nicht automatisch deine Regeln. Sie sind oft antrainierte Unsicherheiten, die uns Sehnsüchte nach einem Ideal einpflanzen wollen, damit wir brav das konsumieren, was uns diesem Ideal näherbringen soll.

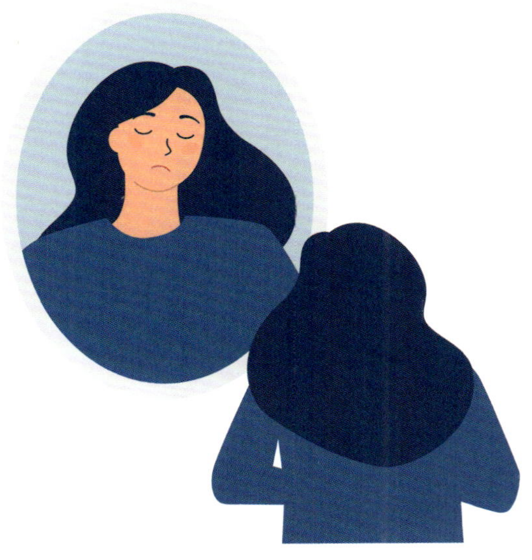

Caroline: Mein Gehirn vergleicht mich ständig mit dieser fiktiven Kontrollgruppe, die ich auf Social Media und in Film und Fernsehen sehe. Alle sind schlanker, schlauer, sportlicher und schöner als ich.

Marianne: Genau das ist die perfekte Anleitung zum Unglücklichsein: Du verlierst dich in Vergleichen, statt dich auf dich selbst zu konzentrieren. Also frage dich: Wer bist du abseits deines Körpers? Was macht dich als Person aus? Was sind deine Werte, deine Stärken, deine Leidenschaften? Ist wirklich alles an deinem Körper so schlecht, dass er diesen Hass verdient hat?

Caroline: Ich war schon immer jemand, der andere zum Lachen bringen kann. Ich kann gut emotionale Gedanken in Worte fassen. Ich bin kreativ, willensstark und kämpferisch. Aber irgendwie wird das oft ganz unwichtig, wenn ich meinen Körper anschaue. Die Außenwelt sieht ja vor allem als Erstes mein Erscheinungsbild und nicht meinen Charakter.

Marianne: Warum gibst du dem Aussehen so viel Macht? Du bist mehr als dein Körper. Deine Gedanken, deine Handlungen, deine Erfahrungen – das bist du. Dein Körper ist ein Teil davon, nicht das Ganze. Ein Lächeln allein macht schon die Hälfte der Miete aus und wirkt attraktiv. Außerdem unterschätzt man, wie viele Menschen genau deinen Körpertyp anziehend finden.

Caroline: Ich muss mich von den Erwartungen lösen, die ich an mich selbst habe. Bin ich als Frau nur dann wertvoll, wenn ich bestimmten Schönheitsidealen entspreche? Wenn ich von meinen Beinen absehe, habe ich so viele Ressourcen: Ich bin mutig, stark und kann andere aufmuntern. Aber ich vergesse das so oft.

»Dein Körper ist ein Teil von dir, nicht das Ganze.«

Was ist Neuroplastizität?

Unser Gehirn kann sich im Laufe des Lebens verändern, neu organisieren und anpassen. Das ist die sogenannte Neuroplastizität. Das heißt, dass das Gehirn durch Lernen, Erfahrung und sogar nach Verletzungen neue Nervenverbindungen bilden und alte stärken oder schwächen kann. Im Grunde ist Neuroplastizität die Flexibilität des Gehirns, sich selbst neu zu vernetzen.

Marianne: Und genau deshalb ist es wichtig, dich nicht länger von Selbstkritik lähmen zu lassen. Nutze deine Qualitäten, um dir selbst zu vertrauen. Setze Grenzen, sage Nein zu anderen und Ja zu dir selbst. Die größte Angst vieler Menschen ist, nicht gesehen oder wertgeschätzt zu werden. Aber wenn du lernst, dir selbst zu vertrauen, wirst du nie allein sein. Frage auch andere, was sie an dir schätzen. Oft erkennen sie dein Licht klarer als du selbst (siehe dazu auch die Übung „Das alles bist du" auf Seite 106 im Buch „Diagnose Lipödem? Du bist nicht allein!").

Caroline: Ich denke, ich muss damit aufhören, mich selbst fertigzumachen, und mich auf meine Stärken konzentrieren. Und ich sollte dankbar sein, dankbar für all das, was mein Körper leisten kann, trotz allem und vor allem auch trotz aller Ablehnung, die er von mir bislang erfahren hat. Es fühlt sich noch absolut surreal an, diese Sichtweise zu erreichen, aber wenn ich den ersten Schritt nicht mache, werde ich es nie schaffen.

Marianne: Das ist ein guter Anfang. Und denk daran: Selbstwert ist kein festes, unveränderbares Konstrukt, er ist vielmehr wie ein Muskel, den du trainieren kannst. Generell kannst du dank der Neuroplastizität lernen, anders über dich zu denken. Das macht doch Hoffnung, oder? Ich helfe dir dabei. Dein Körper, deine Beine, deine Arme sind Teile von dir, aber sie definieren dich nicht – du bist mehr als deine einzelnen Teile. Und dieses „Mehr" ist es wert, bewusst gefeiert zu werden.

KAPITEL 01

TEIL 5

SELBSTANNAHME – EIN STEINIGER, ABER LOHNENSWERTER WEG

Die Selbstannahme ist für viele Frauen eine schier unlösbare Aufgabe, und mit einer Lipödem-Diagnose wird diese Aufgabe oft noch schwieriger. Denn es geht nicht nur darum, mit den physischen Beschwerden wie Schmerzen, Schwere und Bewegungseinschränkungen umzugehen. Es geht auch um die psychische Last, nicht dem gesellschaftlichen Idealbild zu entsprechen, und um den Druck, zusätzlich zu allem anderen wie selbstverständlich auch noch die Therapie mit Bravour zu meistern.

Marianne: Bei meiner Arbeit als Ergotherapeutin sehe ich immer wieder, wie tief dieser innere Konflikt sitzt. Viele Frauen vergleichen sich ständig mit einem Körperbild, das Medien und Gesellschaft als „perfekt" verkaufen, und genau darin liegt die Falle. Dieses unerreichbare Ideal erzeugt Selbstzweifel und eine innere Ablehnung des eigenen Körpers, die ohne diesen medialen Druck nur halb so mächtig wäre. Frauen lehnen ihren Körper ab, obwohl bei den meisten ihr Körper seine eigentlichen Aufgaben tagtäglich mit Erfolg meistert. Es ist, als würden wir versuchen, in einen Rahmen zu passen, der gar nicht für uns gemacht wurde. Wir vergessen dabei, dass unser Wert längst nicht von Normen abhängt, die uns von außen aufgezwungen werden. Es ist sozusagen fast schon ein Akt der Rebellion, sich innerlich dagegenzustellen und von diesem gnadenlosen Gefecht zu desertieren.

Diese Diskrepanz zwischen dem vermeintlichen Idealbild und der Körperrealität ist nicht nur eine individuelle Herausforderung – sie ist auch ein gesellschaftliches Problem. Deshalb wollen wir gemeinsam betrachten, warum dir die Selbstannahme so schwerfällt und welche Mechanismen dahinterstecken. Denn wenn du verstehst, wie du geprägt wurdest, kannst du auch lernen, die Prägung abzulegen, versöhnlicher mit dir selbst umzugehen und schließlich Frieden mit deinem Körper zu schließen.

WARUM ES DIR SO SCHWERFÄLLT, DICH SELBST ANZUNEHMEN

Von klein auf werden Frauen mit einem sehr stereotypen Bild davon konfrontiert, was als „schön“ gilt. Schlanke, straffe, symmetrische Körper werden in den Medien mit Erfolg, Glück und Gesundheit gleichgesetzt. Alles, was davon abweicht, wird oft als „Problemzone“ dargestellt, als sei es etwas, das optimiert, versteckt oder kaschiert werden muss.

Einfluss von Diäten oder Sport bei Lipödem

Für Frauen mit Lipödem ist dieser Druck besonders groß. Ihr Körper verändert sich durch die Erkrankung auf eine Weise, die sie kaum beeinflussen können. Während andere mit Diäten oder Sport sichtbare Veränderungen erzielen, bleibt bei Lipödem das krankhafte Fettgewebe trotz aller Bemühungen hartnäckig bestehen und verändert sich höchstens minimal. Und zusätzlich kann auch ihr Stoffwechsel durch hormonelle Einflüsse und Dysbalancen dem Erreichen des körperlichen Idealbilds im Weg stehen.

Das kann zu einem starken Gefühl der Ohnmacht führen, als würde sich dein Körper deiner Kontrolle entziehen. Du fühlst dich dann der Erkrankung machtlos ausgeliefert. Noch belastender ist es, wenn medizinische Fachkräfte dieses Problem nicht ernst nehmen. Viele Betroffene hören immer wieder die gleichen Sätze: „Sie müssen nur weniger essen.“ „Treiben Sie mehr Sport, dann werden Sie auch schlanker.“ Oder „Finden Sie sich damit ab, dass Sie niemals eine schlanke

Frau sein werden." Solche Aussagen verkennen nicht nur die physiologischen und metabolischen Grundlagen des Lipödems und einer möglichen Adipositas (Fettleibigkeit). Sie führen auch dazu, dass sich viele Frauen für ihren Körper schämen, das Vertrauen in Ärztinnen und Ärzte verlieren oder die Schuld bei sich selbst suchen. Man fühlt sich nicht ernst genommen, in vielen Fällen sogar diskriminiert.

Und dann ist da noch die soziale Stigmatisierung: In unserer Gesellschaft werden dickere Körper oft mit mangelnder Disziplin oder schlechter Lebensführung assoziiert. Dieses Vorurteil ist tief verankert und kann dazu führen, dass man sich verurteilt oder abgewertet fühlt – selbst von Menschen, die es eigentlich gut mit einem meinen. Doch all das hat nichts mit dir als Person zu tun. Nicht dein Körper ist das Problem, sondern die unrealistischen Idealbilder sind es, an denen wir von klein auf gemessen werden und die viele Jahrzehnte lang nicht hinterfragt wurden. Es wird Zeit, dies zu ändern und uns von jeglicher Stigmatisierung zu befreien. Unser Körper ist ein Ergebnis von Genetik und Natur, nicht von Magazinen und Trends.

SCHÄDLICHE GEDANKENMUSTER

Diese unrealistischen äußeren Erwartungen prägen unsere innere Wahrnehmung oft stärker, als uns bewusst ist. Es gibt psychologische Mechanismen, die dazu führen, dass die Selbstannahme eine besonders große Herausforderung ist, obwohl sie für ein erfolgreiches Selbstmanagement so essenziell wichtig ist.

Ein wichtiger Faktor ist der soziale Vergleich. Unser Gehirn ist darauf programmiert, uns mit anderen zu messen. Bei Frauen mit Lipödem führt das oft dazu, dass sie ihren Körper als „anders" oder „unzureichend" empfinden, weil er nicht dem gesellschaftlichen Idealbild entspricht. Ein weiteres Problem ist der Perfektionismus. Der ständige Versuch, einem Ideal zu entsprechen, das für viele Frauen

»Verändere deinen Fokus auf dich selbst.«

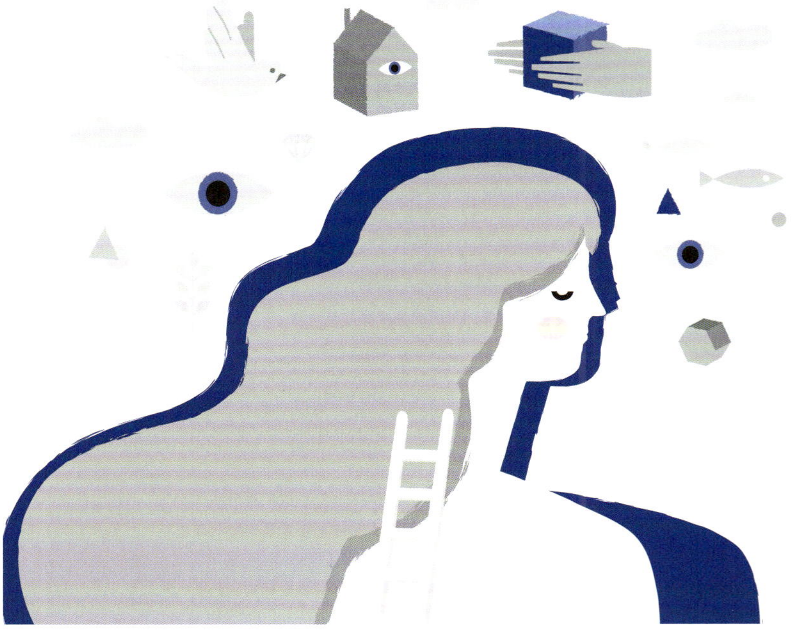

gar nicht erreichbar ist, kann zu ewiger Frustration und Selbstzweifeln führen. Man strebt nach einem Körper, der nicht der eigene ist und niemals sein wird. Dazu kommen noch körperdysmorphe Gedanken. Das bedeutet, dass sich der Blick auf den eigenen Körper übermäßig auf vermeintliche „Problemzonen" fokussiert. Je mehr du dich auf das konzentrierst, was du als Makel empfindest, desto größer scheint es zu werden, und irgendwann siehst du nur noch den „Makel". Das kennst du bestimmt von Fotos, auf denen du zu sehen bist. Dein Blick wandert beim Betrachten immer gleich zu den Stellen an dir, die dich am meisten verunsichern – egal, wie schön oder glücklich der Moment war, in dem das Bild aufgenommen wurde.
Diese Gedankenmuster haben emotionale Konsequenzen:

- **Scham und Schuld:** Das Gefühl, nicht „normal" zu sein oder für die eigene Erkrankung verantwortlich gemacht zu werden, kann emotional sehr belastend sein.
- **Angst vor Ablehnung:** Viele Betroffene fürchten, nicht als attraktiv oder liebenswert wahrgenommen zu werden.
- **Depressive Verstimmung:** Ein negatives Selbstbild kann langfristig zu sozialem Rückzug und Depressionen führen.

Doch das Gute ist: Diese Muster sind nicht unveränderlich. Es gibt Wege, ihnen entgegenzuwirken und sich nach und nach eine neue, wohlwollendere Haltung sich selbst gegenüber anzueignen.

SELBSTANNAHME AKTIV FÖRDERN

Selbstannahme ist kein unverrückbarer Zustand, den du von heute auf morgen erreichen kannst. Sie ist ein Prozess – ein Prozess, den du aktiv gestalten kannst. Wenn du über Jahre hinweg gelernt hast, deinen Körper nur aus einer kritischen Perspektive zu sehen, braucht es Zeit, diesen Blickwinkel zu verändern. Denn

CAROLINES FALLBEISPIEL: ICH HABE MIR HILFE GEHOLT

Meine Lipödem-Diagnose an den Armen hat mich als sonst so lebensfrohen Mensch in einen tiefen Abgrund gestoßen. Allein hätte ich es aus diesem Tief nicht mehr herausgeschafft. Erst eine Gesprächstherapie hat mir dabei geholfen, mich neu zu sortieren und meinen Körper und mein Denken aus einer neutralen Perspektive zu betrachten. Es war beileibe nicht leicht, und oft fühlt man sich während einer solchen Gesprächstherapie sogar vor den Kopf gestoßen. Denn das eigene Weltbild gerät manchmal ins Wanken, sobald man jemanden in seine Gedankenwelt hineinlässt. Ich hoffe, wir können dir mit diesem Buch bereits einige Unterstützung bieten. Doch solltest du noch weitere Hilfe benötigen, ist das kein Zeichen von Schwäche, sondern vielmehr von Mut, für dich und deine Psyche einzustehen.

Das kannst du tun

Selbstannahme bedeutet auch, Verantwortung für dein eigenes Wohlbefinden zu übernehmen. Das kann zum Beispiel heißen:

- Trage Kleidung, die perfekt zu deinem Farbtyp und deiner Kompressionsbestrumpfung passt und dein Körpergefühl bewusst stärkt, anstatt dich zu verstecken und nicht mehr wahrgenommen werden zu wollen. Du findest dazu Tipps von Caroline in ihrem ersten Ratgeber „Diagnose Lipödem? Du bist nicht allein!“ ab Seite 115.
- Setze Grenzen und toleriere verletzende Kommentare nicht länger. Mach dazu das Arbeitsblatt auf Seite 115.
- Erkenne deinen eigenen Wert unabhängig von gesellschaftlichen Maßstäben.

wie selten hast du in dieser Zeit einmal etwas Gütiges über dein Äußeres gedacht? Du kannst aber bewusst entscheiden, worauf du dich ab heute konzentrieren wirst:

- Was kann mein Körper, das ich wertschätzen kann?
- Was macht mich als Mensch aus, unabhängig von meinem Aussehen?
- Wofür bin ich heute dankbar, das ich in der Vergangenheit gemeistert habe?
- Gefällt mir wenigstens eine Eigenschaft an meiner Erscheinung?

Diese Fragen helfen dir, nach und nach einen neuen Fokus zu setzen und dein Selbstbild nicht mehr nur über Äußerlichkeiten zu definieren, sondern Platz für neue, positivere Gedanken zu schaffen.

Der Austausch mit anderen kann unglaublich heilsam sein, sei es in Selbsthilfegruppen, Online-Communities oder Gesprächen mit vertrauten Menschen und deinen Therapiebegleitern und -begleiterinnen. Manchmal hilft es auch, sich professionelle Unterstützung zu holen, um festgefahrene Denkmuster zu hinterfragen und neue Wege zu entdecken. Eine Lipödem-Therapie kann und sollte ganzheitlich erfolgen, und das bedeutet auch, dass alles darangesetzt werden sollte, dass auf Verhaltensebene deine Seele gesunden kann.

KAPITEL 01

TEIL 6

ÜBUNGEN

Die folgenden Übungen sollen dir helfen, deine Selbstakzeptanz und dein Körperbewusstsein zu fördern. Akzeptiere dich selbst, wie du bist, und lerne deine Stärken und positiven Eigenschaften schätzen. Mit diesen Übungen lernst du, dich selbst mit Liebe und Fürsorge zu betrachten, auch wenn dein Körper durch das Lipödem Veränderungen erfahren hat.

Übung

Selbstannahme üben in einfachen Schritten

Für die folgenden Übungen gilt:

- **Nimm dir bewusst Zeit für dich selbst.** Gönn dir Momente der Selbstreflexion und achte auf die positiven Gedanken, die in dir auftauchen, selbst wenn sie nur klein sind.
- **Übe Geduld mit dir.** Veränderungen brauchen ihre Zeit, und es ist völlig in Ordnung, wenn du nicht sofort liebevolle Gefühle für deinen Körper entwickelst. Wachstum ist ein Prozess, und manchmal musst du erst einen Schritt zurückmachen, bevor es wieder vorwärtsgeht.
- **Erinnere dich an deinen Wert.** Du bist mehr als dein äußeres Erscheinungsbild. Dein Wert hängt nicht davon ab, ob du einem gesellschaftlichen Ideal entsprichst.
- **Nutze die Übungen regelmäßig.** Sie helfen dir, deine Gedanken zu sortieren und dich selbst liebevoller zu sehen. Sei dabei sanft zu dir, besonders an Tagen, an denen die Selbstkritik lauter ist als sonst.

Spiegelgespräche

Lass uns gemeinsam daran arbeiten, dass du beim Blick in den Spiegel nicht mehr sofort in Selbstkritik verfällst, sondern diesen Schalter bewusst umlegst und Eigenschaften an dir erkennst und laut aussprichst, die dein Selbstbild stärken.

Gehe so vor:

1. Stelle dich vor einen Spiegel, der deinen gesamten Körper zeigt. Atme tief durch und versuche, dich zu entspannen.
2. Beginne damit, dich selbst zu betrachten. Achte auf die Dinge, die du an dir magst oder denen du wohlgesonnen bist. Vielleicht ist es deine Augenfarbe oder dein Lächeln, vielleicht sind es auch deine Hände oder Füße, deine Haare oder eine andere Eigenschaft.

3. Sage laut etwas Positives zu dir selbst. Nutze dabei positive und unterstützende Worte, zum Beispiel:
   - Ich bin stolz auf dich, lieber Körper, jeden Tag gibst du dein Bestes.
   - Auch wenn ich mich verändert habe und mein Körper mir keine Begeisterung entlockt, bin ich ein schöner und wertvoller Mensch.
   - Ich nehme meinen Körper an, so wie er ist, und danke ihm für alles, was er mir ermöglicht. Ohne ihn könnte ich dieses Leben nicht leben.
4. Wiederhole diese positiven Sätze an festen Tagen, vielleicht alle zwei Wochen, auch wenn es anfangs schwerfällt. Deine Gedanken und Worte haben eine starke Wirkung auf dein Wohlbefinden, und je öfter du sie wiederholst, desto mehr färbst du deine Gedankenwelt wieder positiver.

Dankbarkeitsjournal

Das Dankbarkeitsjournal soll dir helfen, den Fokus auf die positiven Aspekte deines Lebens zu richten und deine Wertschätzung deiner selbst und deiner Gesundheit zu fördern.

Gehe so vor:

1. Nimm dir jeden Abend fünf bis zehn Minuten Zeit, um in deinem Dankbarkeitsjournal zu schreiben. Du kannst dazu ein Notizbuch oder ein digitales Dokument verwenden. Vielleicht sprichst du dir selbst auch kleine Sprachnachrichten in einen eigenen Chat.
2. Notiere im Dankbarkeitsjournal jeden Tag drei Dinge, für die du dankbar bist. Diese können sich auf deinen Körper, deine Gesundheit oder aber auch auf andere Lebensbereiche beziehen, zum Beispiel:
   - Ich bin dankbar, dass ich heute meine Beine gepflegt habe und meine Kompression besser gehalten hat.
   - Ich bin dankbar, dass ich die Kraft gefunden habe, einen Spaziergang zu machen und frisch zu kochen.
   - Ich bin dankbar für die Unterstützung meiner Familie und Freunde.

Zusätzliche Fragen zur Reflexion (optional):

- Was habe ich heute über mich selbst gelernt?
- Welche meiner Stärken habe ich heute zum Vorschein gebracht?
- Wie kann ich mich morgen noch mehr wertschätzen?

Tipp: Konzentriere dich nicht nur auf große positive Ereignisse, sondern achte auch auf kleine Alltagsmomente, die dir Freude bereitet haben oder die für dich Erfolge waren. Auch kleine Veränderungen, die einen Platz in deinem stressigen Alltag gefunden haben, sind gemeisterte Herausforderungen.

Positive Affirmationen für den Tag

Affirmationen können dazu beitragen, negative Gedanken zu neutralisieren und eine positive Haltung dir selbst und deinem Körper gegenüber zu entwickeln. Es sind kleine Mantras, die die Richtung für dein Mindset vorgeben.

Gehe so vor:

1. Schreibe dir täglich eine positive Affirmation auf, die dich in deinem Selbstmanagement, dem Heilungsprozess und deinem Selbstwert unterstützt.
2. Wähle Sätze, die du als kraftvoll und ermutigend empfindest, zum Beispiel:
   - Ich bin kämpferisch, stark und liebenswert.
   - Mein Körper ist einzigartig, und ich akzeptiere ihn, wie er ist.
   - Jeder Tag ist eine Chance für mehr Akzeptanz und kleine Erfolge.

Tipp: Sprich deine Affirmation laut aus, während du dich im Spiegel ansiehst. Dies verstärkt die positive Wirkung.

HEILUNG BEGINNT BEI DIR – wie Arbeit mit dem „inneren Kind" und ein neuer Dialog dein Körperbild verändern können

Die kritischen Gedanken über dich und deinen Körper und deine harschen Urteile über dich selbst sind nicht einfach so aus dem Nichts entstanden. Viele von ihnen haben ihre Wurzeln weit zurück in deiner Kindheit. Vielleicht erinnerst du dich an Kommentare, die dich damals als Kind verletzt haben. Vielleicht war es ein kritischer Blick deiner Verwandtschaft, ein Satz am Esstisch oder beim Shoppen, ein Gefühl von „Ich bin zu viel und doch nicht genug." Und vielleicht hast du irgendwann begonnen, diese fremden Stimmen zu deiner eigenen zu machen.

Die Arbeit mit dem „inneren Kind" ist eine Einladung, genau dort hinzuschauen – nicht, um Schuldige zu suchen, sondern um einen Heilungsprozess zu ermöglichen. Sie erlaubt dir, einen Schritt zurückzutreten und mit Mitgefühl auf die Erfahrungen zurückzublicken, die dich geprägt haben. Wenn du magst, nimm ein Foto von dir als Kind, häng es irgendwohin, wo du es oft betrachten kannst, und schau der Kleinen darauf in die Augen. Was würde sie heute von dir brauchen? Welche Worte hättest du dir damals gewünscht? Vielleicht sagst du ihr: „Ich weiß, dass du dich oft fremd gefühlt hast in deinem Körper. Aber du bist wunderschön, genauso, wie du bist. Dein Körper ist stark und einzigartig und verdient es, geliebt zu werden." Was dabei in dir geschieht, ist oft tiefgreifend: Du gibst dir heute selbst, was dir damals vielleicht gefehlt hat: Sicherheit, Bestätigung und Empathie.

Und an dieser Stelle setzt auch der innere Dialog an, denn das, was wir tagtäglich über uns selbst denken, formt unsere Realität. Viele dieser Gedanken laufen automatisch ab, wie ein Radio, das den ganzen Tag im Hintergrund sendet. Nur sendet es oft verletzende Kommentare wie „Du bist zu dick!", „Du wirst das nie schaffen" oder „Das sieht schrecklich an dir aus."

Marianne: In der therapeutischen Arbeit zeigt sich immer wieder: Die meisten Menschen haben drei besonders laute Stimmen in ihrem inneren „Parlament“:

- **Die innere Kritikerin:** Sie kennt jedes deiner vermeintlichen Defizite.
- **Die Zweiflerin:** Sie fragt ständig, ob du gut genug bist.
- **Die Angst:** Sie malt in leisen Tönen aus, was alles schiefgehen könnte.

Wenn nur diese drei Stimmen „regieren“ dürfen, dann überwiegen in deinem Inneren ganz deutlich die negativen Töne. Deshalb braucht es ein Gegengewicht: Stell dir vor, du setzt neue Abgeordnete dazu, die dir den Rücken stärken:

- **Die innere Cheerleaderin:** Sie ruft: „Du kannst das. Du darfst dich zeigen, genau so! Jeder kleine Schritt lässt dich über dich hinauswachsen. Wouhuu! Go, Schwester, Go!“
- **Die mutige Stimme:** Diese fragt: „Was würdest du tun, wenn du jetzt keine Angst hättest?“
- **Die Vertrauende:** Sie sagt: „Ich bin bei dir. Du bist sicher. Du wirst eine Lösung finden.“

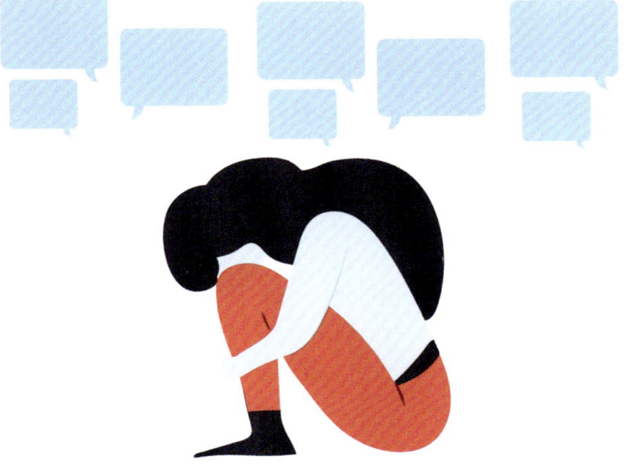

ÜBUNGEN

Diese neuen Stimmen klingen vielleicht anfangs fremd. Vielleicht glaubst du ihnen noch nicht. Aber genau das ist Teil des Prozesses: „Fake it till you make it!" – tue so, als ob, bis du es kannst. Sprich die positiven Sätze trotzdem aus, schreib sie auf, lies sie dir vor, immer wieder, zum Beispiel:

- **Die innere Kritikerin:** „So kannst du dich nicht zeigen."
- **Die innere Cheerleaderin:** „Doch, und wie! In deiner Kompression siehst du aus wie eine Superheldin auf Mission. Du bist unbesiegbar!"
- **Die Zweiflerin:** „Was, wenn das schiefgeht?"
- **Die mutige Stimme:** „Und was, wenn es gut wird?"
- **Die Angst:** „Was, wenn die Leute gucken?"
- **Die Vertrauende:** „Ich habe vorgesorgt und habe einen Plan B, ich schaffe das und bin eine Meisterin im Improvisieren."

Wenn du dich dabei ertappst, dass du dich mal wieder selbst kleinmachst, halte inne. Frage dich: „Welche Stimme spricht gerade? Und welche möchte ich stattdessen hören?" Denn Gedanken sind wie Gäste: Du darfst entscheiden, wer bleiben darf. Und du darfst auch sagen: „Danke, es reicht für heute, ich schicke dich jetzt mal nach Hause." Natürlich erfordert das Übung. Auch die Arbeit mit dem inneren Kind ist kein Schalter, den man umlegt, sondern braucht Zeit und Raum, den du dir geduldig geben musst. Aber sie ist ein Weg zurück zu dir selbst, und sie wirkt, weil du damit lernst, dir selbst neu zu begegnen. Wenn du merkst, dass dich dein Körperbild immer wieder zurückhält, frage dich:

- Welche Erfahrungen in meiner Kindheit haben mich so geprägt?
- Was wurde über meinen Körper gesagt, und stimmt das denn wirklich?
- Welche Sätze habe ich so oft gehört, dass ich sie heute noch glaube?

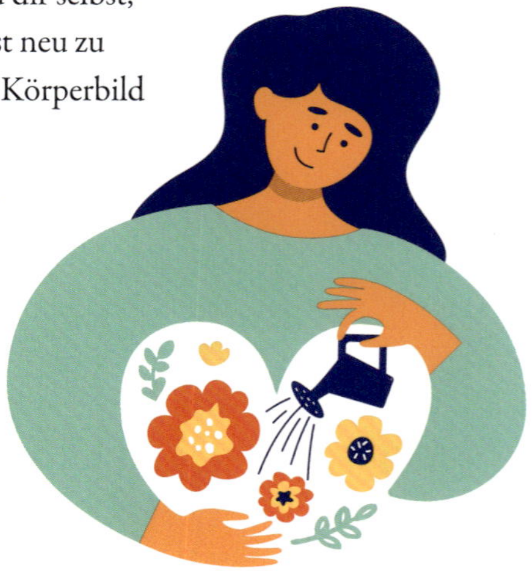

Das können zum Beispiel Sätze sein wie folgende:

- „Willst du wirklich so rausgehen? Zieh das lieber nicht an, das andere hier kaschiert besser."
- „Iss nicht so viel, sonst werden deine Beine noch dicker."
- „Du bist zu klein/dick/groß/unförmig."

Diese Sätze sind nicht die Wahrheit, aber sie wirken so lange nach, bis wir anfangen, sie zu hinterfragen. Und an dieser Stelle kommt dein innerer Erwachsener ins Spiel: der Teil von dir, der heute klar denken kann, der Entscheidungen trifft und der für dich sorgen kann. Er darf jetzt das innere Kind an die Hand nehmen und sagen: „Ich weiß, du hast Angst, aber ich bin bei dir. Wir machen das zusammen. Du musst das nicht mehr allein ertragen." Wenn es dir schwerfällt, dich selbst mitfühlend zu begleiten, stell dir vor, du sprächest mit deinem Neffen, deiner Nichte oder dem Kind deiner besten Freundin. Würdest du diesem Kind dasselbe sagen, was du dir selbst manchmal sagst? Vermutlich nicht. Genau das ist der Beweis, dass du es besser kannst.

Es gibt Dinge, auf die du keinen Einfluss hast: deine Körperform, deine Größe, genetische Veranlagungen, chronische Erkrankungen. Du kannst dich noch so sehr anstrengen, du wirst diese Eigenschaften an dir nicht ändern können. Aber wenn du loslässt – wirklich loslässt –, was du nicht ändern kannst, dann wirst du spüren, wie viel freier sich dein Leben anfühlen kann. Wie sich das anfühlt? Nimm dir einen Stift und halte ihn ganz fest. Spüre die Anstrengung, und dann ... lass' ihn los. Du kannst es fühlen: Deine Hand ist nun frei, wirkt viel leichter und ist bereit für Neues.

02

02

DAS EMOTIONALE SELBST-MANAGEMENT

KAPITEL 02

TEIL 1

SELBSTMANAGEMENT BEI LIPÖDEM – DIE MENTALE LAST

Der Alltag mit Lipödem kann sich manchmal wie ein zusätzlicher Nebenjob anfühlen: Das Tragen der Kompression, die Hautpflege, Bewegung, Ernährung – die Liste der Selbstmanagement-Aufgaben scheint endlos und kaum zu bewältigen. Kein Wunder, dass sich viele Betroffene überfordert fühlen oder irgendwann aufgeben. Doch wir zeigen dir praktische Methoden, wie du die mentale Last des täglichen Managements reduzieren kannst, Strategien, die nicht nur deinen Körper, sondern auch deine Seele unterstützen. Denn Selbstmanagement sollte dich stärken, nicht erschöpfen.

Caroline: Ich liebe meine Arbeit, meine Familie und mein soziales Leben, doch es ist eine große Herausforderung für mich, mich nicht nur um alle anderen, sondern auch um mich selbst zu kümmern. Viele Frauen mit Lipödem fragen sich: „Wie soll ich das alles schaffen?" Die tägliche Kompression, Hautpflege, Bewegung, Ernährung, Arztbesuche, Termine im Sanitätshaus, Sitzungen zur Manuellen Lymphdrainage und noch einiges mehr – das alles gehört zum Selbstmanagement bei Lipödem. Das ist nicht nur körperlich anstrengend, sondern auch psychisch belastend und herausfordernd. Wir Betroffene fühlen uns überfordert und geben irgendwann vielleicht sogar einfach auf.

Marianne: Das kann ich gut nachvollziehen. Bei einer chronischen Erkrankung wie dem Lipödem ist es das Selbstmanagement, das neben den Schmerzen oft zur größten Herausforderung wird. Das ist nicht nur eine Frage der Zeit, sondern auch der mentalen Ressourcen. Ich würde gern mit dir über ein paar Ansätze sprechen, die helfen können, diese Last zu erleichtern. Selbstmanagement ist ja kein Marathon und erst recht kein Sprint. Es geht vielmehr um lebenslange Selbstfürsorge. Viele Betroffene versuchen, alles perfekt zu machen, und brennen bei diesem Versuch immer wieder aus. Kleine, realistische Schritte helfen, die Last zu reduzieren und kleine Erfolgserlebnisse zu ermöglichen.

Caroline: Nach der Diagnose ist man zwar vielleicht zunächst niedergeschlagen, aber nach der ersten Schockstarre sind viele hochmotiviert, sie wollen alles richtig machen. Sie setzen sich mit der Kompression auseinander, recherchieren im Internet, legen sich zahlreiche Therapie-Tools zu, wollen zum Aqua-Jogging, stellen die Ernährung um – du merkst es vielleicht schon: Das kann kein Mensch auf Dauer durchhalten. Deshalb liegt meist nur wenige Tage später die Kompression in der Ecke, und all die guten Absichten und Vorsätze sind auf Eis gelegt, weil es einfach zu viel geworden ist und man diesen Stresspegel nicht länger aushält. Meist hinterlässt das einen massiven Knacks am Selbstwertgefühl, weil man wieder einmal seine eigenen Ansprüche an sich selbst enttäuscht hat.

Ein Beispiel für die Mikro-Habit-Methode: neue Hautpflegeroutine

- **Schritt 1:** Ermittle, an welchem Wochentag zu welcher Tageszeit du am wahrscheinlichsten Zeit zum Eincremen haben wirst.
- **Schritt 2:** Finde ein Pflegeprodukt, das zu dieser Entscheidung passt, sprich, eine Morgen- oder eine Abendpflege.
- **Schritt 3:** Trage den Termin in deinem Kalender ein, an dem du ab sofort wöchentlich eine Hautpflegeverabredung mit dir selbst haben wirst.
- **Schritt 4:** Wiederhole dieses Ritual sechsmal und mache dafür auf einem Blatt Papier jedes Mal ein Kreuzchen, um dir den Erfolg bewusst zu machen.
- **Schritt 5:** Erhöhe die Taktung auf zwei Hautpflegetermine pro Woche, weil du den einmal wöchentlichen Termin so gut gemeistert hast und diese Mikro-Habit-Methode wirklich funktioniert.
- **Schritt 6:** Wiederhole die Schritte 1 bis 5.

Marianne: Das ist ein klassisches Muster von Selbstüberforderung und unnötigem Perfektionismus. Ich empfehle daher einen anderen Ansatz: die Mikro-Habit-Methode. Statt alles auf einmal umzustellen, wählt man eine kleine Sache aus, die man zur Gewohnheit machen will, wirklich winzig klein, und integriert sie fest in den Alltag. Erst wenn sie zur Routine geworden ist, kommt die nächste dazu.

Caroline: Eine sehr gute Idee! Man hat es ja auch geschafft, sich das Zähneputzen anzugewöhnen, und dabei handelt es sich nur um zwei bis drei Minuten morgens und abends. Zu Beginn hat man das auch nicht unbedingt freiwillig getan, doch mit der Zeit ging es in Fleisch und Blut über und wurde zur Selbstverständlichkeit. Also, bei den meisten Menschen zumindest.

Marianne (lacht): Gut beobachtet. Anstatt sich vorzunehmen, jeden Tag eine Stunde Sport zu machen, könnte das erste Mikro-Habit sein: „Beim Zähneputzen aktiviere ich meine Muskelpumpe und rege damit mein Lymphsystem an oder entlaste währenddessen abends meine schweren Beine." Das klingt nach lächerlich wenig, aber genau das ist der Punkt: Es ist so einfach, dass es fast unmöglich ist, es nicht zu tun. Und kleine Erfolge motivieren ungemein, weil man nicht so lange auf sie warten muss wie auf die großen Erfolge, und oftmals sind sie auch viel greifbarer.

Caroline: Vor allem verknüpft man etwas Neues mit einer bestehenden Routine. Das senkt auch bei mir die Hemmschwelle. Was die Kompression betrifft, könnte man zunächst mit einer Stunde beginnen, anstatt sich zu zwingen, sie von Anfang an den ganzen Tag zu tragen. Dieser Zeitraum wird dann schrittweise verlängert. Als ich die Lipödem-Diagnose auch für die Arme erhielt, bedeutete das, dass ich von da an Armkompressionen würde tragen müssen, was gar nicht so leicht ist. Um mich daran zu gewöhnen (schließlich muss man sich auch selbst überzeugen), begann ich mit einem Armstrumpf pro Seite und wechselte täglich: montags links, dienstags rechts, mittwochs links usw. So hoffte ich, mich nicht zu überfordern. Das Tragen der Flachstrickkompression fiel mir leider nicht leicht, aber so konnte ich mich doch daran gewöhnen. Da sie wirklich meine Schmerzen linderte, wusste ich bald auch, wofür ich das machte. Das hat tatsächlich viel Druck herausgenommen. Aber was ist mit den Tagen, an denen selbst das kleinste Bisschen zu viel erscheint? Wenn die Schmerzen stark sind oder man emotional einfach nicht dazu in der Lage ist?

Marianne: Eine sehr wichtige Frage. Dann kommt ein zweites Hilfsmittel ins Spiel: der adaptive Selbstmanagement-Plan. Es ist entscheidend, dass Betroffene lernen, ihre Planung an gute und schlechte Tage anzupassen, ohne sich als Versagerin zu fühlen.

Tipp: Erstelle dir drei verschiedene Pläne:

- den Optimalplan für gute Tage,
- den Basisplan für normale Tage und
- den Minimalplan für schlechte Tage.

Schaffe dir also sozusagen Gold-, Silber- und Bronzeroutinen!

Marianne: Und bedenke: Selbst die Bronzeroutine ist ein Erfolg. An manchen Tagen ist es ein großer Triumph, überhaupt die Kompression anzuziehen, auch wenn es nur für zwei Stunden ist. Das zu würdigen, statt sich zu verurteilen, weil man keine hundert Prozent geschafft hat, macht einen enormen Unterschied hinsichtlich der psychischen Belastung.

Caroline: Was mir noch auffällt: Viele sehen das Selbstmanagement als etwas, das sie vom „normalen Leben“ abhält, als wäre es eine lästige Zusatzaufgabe, was es natürlich im Prinzip auch ist. Wer würde sich schon freiwillig die Zähne putzen, wenn es keine spürbaren Konsequenzen in der Zukunft hätte, es zu unterlassen? Spannend, das einmal durchzuspielen, denn beim Lipödem ist es nicht anders. Dessen Auswirkungen können sich entweder plötzlich durch schwere Beine oder in Form stechender Schmerzen äußern oder erst im späteren Verlauf durch starke Hautveränderungen. Ich glaube, das Selbstmanagement ist zwar eine Pflicht zur Selbstfürsorge. Aber richtig umgesetzt, fällt sie einem vielleicht etwas leichter.

Marianne: Du nennst da einen wichtigen Punkt: Selbstmanagement ist nicht unbedingt etwas, das man zusätzlich zum Leben macht, sondern es ist ein Teil des

Lebens mit Lipödem. Aber eigentlich gehört es auch schon zum Leben jeder von uns ohne eine chronische Krankheit. Eine Strategie, die ich oft empfehle, ist die Integration in bestehende Routinen. Wenn du beispielsweise gern Serien schaust, ist das die perfekte Zeit für die manuelle Selbstlymphdrainage. Die Lieblings-Podcasts könnten während des Spaziergangs gehört werden oder bei der Nutzung eines Heimtherapiegeräts. So wird aus einer lästigen Pflicht etwas, das man fast „nebenbei" erledigt.

Caroline: Das erinnert mich an meine eigene Lösung: Ich habe angefangen, meine Kompression modisch zu stylen und daraus ein kreatives Projekt zu machen – meine modische Eigentherapie. Mit jedem gelungenen Outfit wurde die mentale und emotionale Last immer weniger, und das Tragen der Kompressionsbestrumpfung fiel mir immer leichter. Heute ist es für mich eine Selbstverständlichkeit.

Marianne: Ein hervorragendes Beispiel! Du hast intuitiv etwas sehr Wichtiges getan: Du hast deine Identität von einer „Patientin, die sich um ihre Krankheit kümmern muss" in die einer „kreativen Frau, die sich selbstbewusst modisch ausdrückt" verwandelt. Dieser Identitätswechsel ist unglaublich wirksam.

Caroline: Wenn man selbst in diesem Prozess steckt, merkt man es zunächst selbst gar nicht richtig. Am ehesten spürte ich es an den netten Komplimenten, die ich zu meinen Outfits erhielt. Wenn ich jetzt jedoch einen Blick zurück in die Vergangenheit werfe, bin ich schon richtig stolz darauf, dass ich dadurch mein Selbstbewusstsein wieder selbst aus dem Sumpf herausziehen konnte. Was können Betroffene noch tun, um sich psychisch zu entlasten?

Marianne: Eine weitere kraftvolle Strategie ist das bewusste Einplanen von Pausen und Belohnungen. Ich empfehle, regelmäßig „Selbstmanagement-Ferien" einzulegen. Das können kurze, geplante Zeiträume sein, in denen man sich erlaubt, weniger streng mit sich zu sein.

Caroline: Ist das nicht kontraproduktiv?

Marianne: Im Gegenteil!

Hinweis: Die Forschung zeigt, dass geplante Pausen die langfristige Therapietreue erhöhen. Ein Wochenende im Monat, an dem man vielleicht die Kompression erst später anzieht oder sich bei der Ernährung mehr Freiheiten erlaubt, kann die psychische Belastung erheblich reduzieren. Wichtig ist nur, dass diese Pausen ein bewusster, geplanter Teil des Gesamtkonzepts sind, der einen Anfang und ein Ende hat, und nicht ein impulsiver Ausstieg aus Frustration.

Caroline: Das klingt nach einer realistischen Balance zwischen Disziplin und Selbstfürsorge. Denn sich ehrlich die Frage zu stellen, was realistischerweise wirklich möglich ist, kommt meiner Meinung nach immer zu kurz. Das Gleichgewicht muss stimmen, damit man auf Dauer durchhält.

Marianne: Genau das ist der Schlüssel: Lipödem-Selbstmanagement ist eine lebenslange Aufgabe, und deshalb ist Nachhaltigkeit wichtiger als Perfektion. Ich möchte noch einen weiteren Aspekt ansprechen: die soziale Unterstützung. Wer in deinem Umfeld unterstützt dich wirklich?

Caroline: Dazu würde ich sowohl meinen Mann als auch die engsten Freunde und tatsächlich auch liebe Verbündete aus dem Netzwerk zählen. Die Community ist enorm wichtig für viele Betroffene. Ohne sie wäre ich nicht so gut informiert gewesen oder hätte mich sehr einsam gefühlt.

Marianne: Studien zeigen immer wieder, dass soziale Unterstützung einer der stärksten Einflussfaktoren für ein erfolgreiches Selbstmanagement ist. Das kann eine Selbsthilfegruppe sein, ein Online-Forum oder einfach eine Freundin, die gerade ähnliche Herausforderungen bewältigt. Besonders wirksam sind sogenannte Rechenschaftspartner. Das sind Personen, mit denen man regelmäßig Erfolge und Schwierigkeiten teilt. Man hält sich dadurch viel engmaschiger auf dem neuesten Stand, und es fällt einem leichter, mit ihnen über aktuelle Hürden zu sprechen, weil man ihnen nicht jedes Mal wieder die ganze Krankheitsgeschichte erzählen muss. Es gibt dem Ganzen eine Struktur und motiviert ungemein.

Caroline: Was es braucht, sind also kleine, machbare Schritte statt Perfektionismus, ein flexibler Plan für verschiedene Tage, Integration in bestehende Routinen und Dinge, die Freude machen, geplante Pausen und soziale Unterstützung.

Marianne: Exakt! Und Selbstmitgefühl ist quasi dein Schutzschild für deine Psyche. Ohne Selbstmitgefühl wird jeder kleine Rückschlag sofort zu einem inneren Tsunami: Du fühlst dich unfähig, frustriert und wertlos und stellst alles infrage.

Tipp: Sprich mit dir wie mit einer Freundin, die gerade eine schwere Zeit durchmacht:

- **Erkenne an, ohne zu verurteilen:** „Heute war echt hart, aber hey, du stehst morgen wieder auf und machst einfach weiter."
- **Feiere kleine Erfolge:** „Du hast dein Bestes gegeben, und das ist alles, was zählt! Sei stolz auf dich."
- **Respektiere Grenzen:** „Vergiss nicht: Pausen sind superwichtig. Gönn' sie dir, ohne dich schuldig zu fühlen."

Das Entscheidende ist: Der innere Tonfall prägt dein Handeln. Wer sich selbst freundlich begegnet, gibt seltener auf, traut sich neue Schritte zu und kann Rückschläge gelassener verarbeiten.

Caroline: Der Gedanke an dieses Umdenken tut mir irgendwie jetzt schon gut. Letztlich geht es darum, das Selbstmanagement nicht als Kampf gegen den eigenen Körper zu sehen, sondern als Weg, mit ihm zu kooperieren.

Marianne: Genau. Und wenn unsere Leserinnen diesen Perspektivwechsel schaffen, wird aus der täglichen Last des Selbstmanagements schrittweise eine Quelle der Stärke für sie. Denn jeder Tag, an dem sie es schaffen, sich um sich selbst zu kümmern, ist ein Beweis für ihre Widerstandsfähigkeit und ihren Wert.

KAPITEL 02

TEIL 2

ÜBUNG, ERFOLGSJOURNAL UND WOCHENPLAN

Ein Leben mit Lipödem bringt besondere Herausforderungen mit sich – körperliche wie mentale. Genau deshalb ist es wichtig, sich Ziele zu setzen, die erreichbar sind und wirklich zum eigenen Alltag passen. Gewinne mit der folgenden Übung Klarheit über deine aktuelle Situation, formuliere machbare Ziele und integriere diese Schritt für Schritt in deinen Alltag. Die beiden Vorlagen für ein Erfolgsjournal und einen Wochenplan sollen dir helfen, deinen Alltag besser zu strukturieren und dir bewusst zu machen, was wirklich aktuell in deinen Alltag passt und was (noch) nicht. Der Wochenplan unterstützt dich dabei, eine Routine zu etablieren. Das Erfolgsjournal hilft dir dabei, dich selbst zu motivieren und dir immer wieder bewusst zu machen, welche Fortschritte du machst. Die Übungen und die Vorlagen findest du übrigens auch im Zusatzmaterial (siehe QR-Code).

Übung

Realistische Zielsetzung und Priorisierung im Alltag mit Lipödem

Am Anfang steht die ehrliche Reflexion deiner momentanen Lebenssituation: Wie fühlt sich dein Alltag derzeit an? Welche Herausforderungen begleiten dich regelmäßig, welche Aufgaben kosten dich besonders viel Kraft? Gleichzeitig darfst du auch einen liebevollen Blick auf deine Stärken werfen: Was gelingt dir trotz deiner Diagnose gut? Welche Strategien helfen dir im Alltag bereits jetzt? Vielleicht schaffst du es regelmäßig zur Lymphdrainage, bekommst Unterstützung aus deinem Umfeld oder hast es geschafft, schon drei antientzündliche Mahlzeiten zu kochen. All das sind wertvolle Ressourcen, auf denen du aufbauen kannst. Überlege, welche Lebensbereiche du gern verändern oder verbessern möchtest und wo dir eine strukturierte Zielsetzung helfen könnte, sei es bei der Ernährung, der Selbstpflege oder deinem emotionalen Umgang mit der Erkrankung.

Im nächsten Schritt geht es darum, realistische und motivierende Ziele zu formulieren. Drei bis fünf klare Vorhaben reichen dabei völlig aus. Vielleicht möchtest du die Selbstlymphdrainage regelmäßiger in deinen Alltag einbauen, eine morgendliche Hautpflege einplanen oder dich intensiver mit deiner Ernährungstherapie beschäftigen. Wichtig ist: Deine Ziele müssen zu dir passen, nicht zu einer Idealvorstellung.

Tipp: Eine gute Methode zur Formulierung deiner Ziele ist die SMART-Regel: Deine Ziele sollten

- **s**pezifisch,
- **m**essbar,
- **a**ttraktiv,
- **r**ealistisch und
- **t**erminiert

sein. Ein Beispiel wäre: „In sechs Monaten schaffe ich es, drei antientzündliche Mahlzeiten pro Woche zu kochen." Klingt das machbar? Dann los!

Wenn du dir deine Ziele klargemacht hast, kann es sehr hilfreich sein, sie jetzt einmal zu ordnen: Welche Ziele sind gerade wirklich dringend und wichtig? Welche haben eher langfristig Bedeutung? Manche Aufgaben sind dringend, aber vielleicht nicht lebensverändernd. Andere Dinge wirken auf den ersten Blick vielleicht unwichtig, schenken dir aber das Gefühl von Fortschritt, Erleichterung oder besserer Lebensqualität.

Tipp: Versuche, deine Vorhaben in einfache Kategorien zu sortieren, zum Beispiel „wichtig und dringend" oder „wichtig, aber nicht dringend". Das hilft dir, deinen Fokus zu schärfen und den Druck herauszunehmen.

Jetzt geht es an die Umsetzung: Plane feste Zeiten für deine Vorhaben in deinen Wochenplan ein, aber bleibe dabei realistisch. Kleinste Schritte (Babysteps) sind dabei das Zauberwort. Es ist nicht entscheidend, dass du alles perfekt einhältst und umsetzt – wichtig ist, dass du dabeibleibst. Fange klein an, baue flexible Einheiten ein und erlaube dir, dass nicht jeder Tag optimal läuft. So schützt du dich vor Frust und motivierst dich gleichzeitig, regelmäßig für dich selbst zu sorgen.

Caroline: Ich habe ein buntes, aber auch ein forderndes Leben, da bleibt ehrlicherweise wenig Freizeit. Diese wenigen freien Augenblicke „opfere" ich dann auch ungern meinem Selbstmanagement. Deshalb habe ich mir kleine Tricks angeeignet, um neue Routinen möglichst niedrigschwellig zu starten. Ich beginne mit drei bis fünf Minuten Trampolineinheiten pro Woche, zum Beispiel während das Wasser für meinen Lymphtee kocht oder ich warte, bis der Kaffee durchgelaufen ist. Das klingt wenig, aber es überfordert mich nicht, und so bleibe ich dran.

Plane feste, erreichbare Meilensteine ein, bleibe freundlich mit dir selbst und feiere kleine Erfolge. Flexibilität ist genauso wichtig wie Konsequenz: Wenn du einen Tag auslässt, ist das kein Scheitern, sondern Teil eines dynamischen Alltags. Passe deine Ziele bei Bedarf an, aber verliere dein übergeordnetes Ziel nicht aus den Augen: mehr Lebensqualität mit deiner Erkrankung. Ein strukturierter Wochenplan (siehe unten) hilft dir dabei, die Übersicht zu behalten und deine Kräfte sinnvoll einzuteilen. Plane nicht nur Aktivitäten wie Lymphdrainage, Sport und Pflichttermine ein, sondern auch ganz bewusst Me-Time. So entsteht ein ausgewogenes Konzept, das dich nicht überfordert, sondern stärkt.

Vorlagen für Erfolgsjournal und Wochenplan – Struktur für deinen Alltag

Lade dir die folgenden Vorlagen herunter; du findest sie im Zusatzmaterial (siehe QR-Code).

Erfolgsjournal

Das Erfolgsjournal hilft dir, deinen Fortschritt zu verfolgen, kleine Erfolge zu feiern und dich selbst zu motivieren. Du wirst in der Lage sein, deine Fortschritte zu dokumentieren und anzuerkennen, wie gut du mit dem Lipödem umgehst. Tipps zum Erfolgsjournal:

- **Reflektiere täglich.** Nimm dir jeden Tag ein paar Minuten Zeit, um zu reflektieren und positive Gedanken zu dokumentieren.
- **Feiere kleine Erfolge.** Jeder Schritt, und sei er noch so klein, ist ein Erfolg! Feiere diese Fortschritte, um dich selbst zu motivieren.
- **Bleib' positiv.** Nutze das Erfolgsjournal, um deinen Fokus auf das Positive zu lenken. Versuche, den Tag mit einem positiven Gedanken abzuschließen, auch wenn es Herausforderungen gab.

Wochenplan

Der Wochenplan hilft dir, alle wichtigen Elemente deines Selbstmanagements in deinen Alltag zu integrieren – von Lymphdrainage über Bewegung bis hin zu Entspannung und Ernährung. Lege dir davon eine Bronze-, eine Silber- und eine Goldvariante an, damit du für jede Eventualität gut gerüstet bist und deinen Plan an deine jeweiligen Möglichkeiten anpassen kannst.

Hinweis: Die im Wochenplan auf Seite 73 notierten Aktivitäten sind nur Beispiel-Anwendungen und kein realistischer Vorschlag. Beginne mit einer Maßnahme pro Woche und steigere dich langsam, so wie es dich nicht überfordert.

WOCHENPLAN

Tag	(Selbst-) Lymph- drainage	Bewegung	Selbstpflege	Entspannung	Ernährung
Montag	10:00 bis 10:30 Uhr	20 Minuten Spaziergang	Hautpflege	5x tiefe Bauchatmung	antientzündliche Mahlzeiten
Montag					
Dienstag					
Mittwoch					
Donnerstag					
Freitag					
Samstag					
Sonntag					

ERFOLGSJOURNAL

Datum	Was habe ich heute erreicht?	Was hat mir gutgetan?	Welche Heraus- forderungen gab es heute?	Wie habe ich diese Heraus- forderung gemeistert?	Meine positiven Gedanken des Tages
19.02.	Ich habe meine Beine heute Abend eingecremt und dabei drainiert.	Es hat mir gutgetan, meine Kompression angezogen zu haben.	Ich hatte Schwierigkeiten, mich zum Kochen zu motivieren.	Ich habe mich trotzdem moti- viert, spazieren zu gehen.	Ich bin stolz, dass ich durch- gehalten habe!

CAROLINES FALLBEISPIEL: WIE ICH MIR EINEN MACHBAREN PLAN GESCHMIEDET HABE

Ich liebe Struktur – wirklich. Ohne sie hätte ich niemals ein Buch geschrieben, geschweige denn zwei Bücher. Ohne sie verliere ich schnell den Überblick, und alles fühlt sich für mich wie das reinste Chaos an. Aber ich habe auch gelernt, dass Struktur mich nicht erdrücken darf. Sie muss flexibel sein, wie der Alltag es nun mal oft erfordert. Mein Leben mit Lipödem verlangt mir sowieso schon einiges ab, da darf mich mein eigener Plan nicht auch noch stressen. Deshalb habe ich mir ein System geschaffen, das mir Halt gibt, aber eben auch Spielraum lässt.

Mein Wochenplan besteht aus beweglichen Elementen: in Form von Terminen in meinem Smartphone-Kalender oder als kleine Marker, Sticker oder magnetische Kärtchen. Ich kann sie je nach Energielevel hin und her schieben. Wenn ich morgens merke, dass heute einfach kein Goldtag ist, dann wird aus meinem Optimalplan einfach ein Minimalplan, denn wenig ist besser als nichts! Dann reicht es, wenn ich überhaupt in Bewegung komme. Das ist auch ein Erfolg für mein perfektionistisches Ich, denn es geht nicht um Perfektion, sondern um Umsetzbarkeit. Deinem Lipödem bringt dein Perfektionismus wenig, wenn du deswegen keine Regelmäßigkeit erreichst.

Wenn ich manchmal einen „verrückten Tag", ungewöhnlich wenig Energie oder viel Appetit habe, dann überprüfe ich auch, wo genau ich mich in meinem Zyklus befinde. In manchen Phasen bin ich einfach nicht so leistungsfähig wie in anderen. Dann muss es reichen, wenn ich gut für mich sorge und irgendwie den Tag überstehe. Ich tracke das mittlerweile und plane wichtige Aufgaben in Phasen, von denen ich weiß, dass ich dann mehr Energie haben werde. An Low-Energy-Tagen steht hingegen zum Beispiel nur „Pflege und Pause" im Kalender – ganz ohne schlechtes Gewissen. Dazu lernst du gleich mehr im folgenden Therapiegespräch (siehe Seite 80).

Du darfst deinen Wochenplan auch schön gestalten, wenn du möchtest. Ich selbst komme am besten mit den Push-Nachrichten meines Smartphones zurecht, da ich sie nur schwerlich ignorieren kann. Aber wenn du gern mit etwas Haptischem arbeitest, dann klebe, schreibe mit bunten Stiften, nutze Washi-Tape – alles, was dich visuell anspricht. Klingt albern? Vielleicht, aber es funktioniert. Wenn der Plan optisch ansprechend aussieht, greifst du vielleicht öfter danach und beschäftigst dich viel lieber damit. Du verbindest mit deinem Zeitmanagement dann sogar etwas Positives. Wenn du Spaß daran hast, den Wochenplan zu basteln, dann ist das „Selfcare mit der Schere". Denk' daran: Alles, was dir guttut, ist Teil deiner Therapie.

Ich versuche, nur noch Dinge in mein Leben zu lassen, die mir auch Freude machen. Selbstmanagement ist keine Strafe, also frage ich mich regelmäßig: Was tut mir heute gut? Was gibt mir Energie? Und wo kann ich Aufgaben teilen oder Dinge clever kombinieren? Wenn ich zum Beispiel beim Spazierengehen ein Hörbuch höre, fühlt sich das nicht nach Pflicht an, sondern nach einer Miniauszeit, um mein Gehirn kurz zu entlasten. Ich fange dabei immer mit dem an, was am wenigsten Widerstand in mir auslöst. Und ich erlaube mir, langsam zu starten, denn schwer wird es ganz von allein.

Wenn ich mal einen richtigen „Hänger" habe, rede ich mit anderen darüber. Oft haben Freunde und Lipödem-Schwestern aus der Community tolle Ideen. Zusammen ist es nicht nur leichter, sondern auch schöner! Mein Motto ist: „Keep it simple." und „Keep it fun." Ich will mich nicht mehr mit Plänen überfordern, die mich nur daran erinnern, was ich nicht geschafft habe. Ich schaffe mir lieber eine Struktur, die mir zeigt, was ich schon alles erreicht habe oder wofür ich einfach noch etwas mehr Zeit benötige.

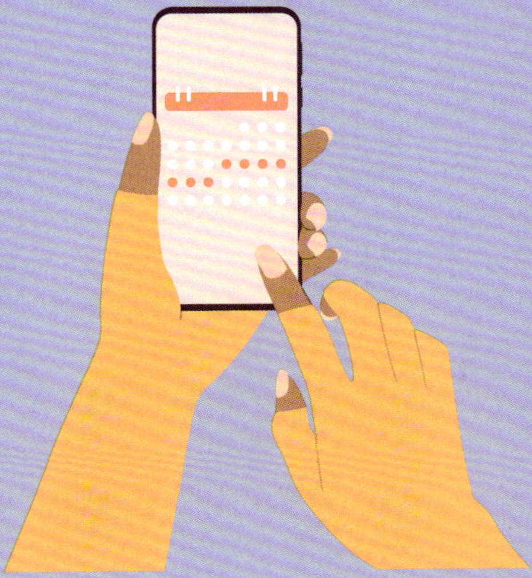

PANIKGEDANKEN VERSTEHEN UND LOSLASSEN

Vor allem bei chronischen Erkrankungen wie Lipödem kann sich Angst leise anschleichen oder dich ganz plötzlich überrollen: „Was, wenn die Schmerzen schlimmer werden?" oder „Ich kann mit dieser Krankheit nicht mehr umgehen." Diese Gedanken voller Angst und Überforderung sind nicht harmlos. Sie können dein Nervensystem dauerhaft unter Stress setzen und dir das Selbstmanagement fast unmöglich machen. Doch genau an dieser Stelle setzt dein Einfluss an: Indem du lernst, diese Panikgedanken zu identifizieren, machst du sie greifbar und damit veränderbar.
Wenn du dir überlegst, was solche Gedanken mit dir machen, wirst du vielleicht merken, dass sie nicht nur deine Stimmung beeinflussen, sondern auch körperliche Symptome wie Nervosität, Anspannung oder innere Unruhe verstärken. Der erste Schritt in der Panikbewältigung ist folgender: Schreibe auf einem Papierzettel alles auf, was dich in diesem Moment konkret belastet, und nimm dir bewusst Zeit, diese niedergeschriebenen Gedanken zu studieren, als würdest du sie als Außenstehende betrachten. Der zweite Schritt besteht darin, deine Panikgedanken in konstruktive Fragen umzuwandeln. Das bedeutet nicht, sie schönzureden, sondern sie in eine neue Richtung umzulenken. Anstatt dir zu sagen: „Ich werde nie wieder normal leben können", könntest du dich fragen: „Was bedeutet ‚normal' eigentlich für mich und was kann ich heute tun, um mich diesem Gefühl wieder zu nähern?" Statt verzweifelt zu grübeln: „Was, wenn die Liposuktion nicht hilft?", kannst du überlegen: „Was kann ich selbst langfristig tun, um die Wirkung der Therapie auch bei ausbleibender Beschwerdefreiheit zu unterstützen?" Diese Fragen helfen dir aus dem Gefühl der Ohnmacht zurück in die aktive Handlung. Sie erinnern dich daran, dass du mehr Möglichkeiten hast, als du dir in Angstmomenten vorstellen kannst. Doch es reicht nicht, nur die Gedanken zu „drehen" – du brauchst auch Mitgefühl mit dir selbst. Achte auf deinen inneren Tonfall. Sprichst du sehr hart mit dir? Sagst du Sätze wie „Ich schaffe das nie" oder „Ich bin zu schwach"? Dann ist es Zeit, diesen inneren Monolog umzuformen. Ersetze destruktive Botschaften durch liebevolle, unterstützende Sätze: „Ich darf Pausen machen, ohne mich schlecht zu fühlen" oder „Ich wachse an jeder

Herausforderung, auch wenn es heute schwer ist." Wiederhole diese Affirmationen regelmäßig – gerade in den Momenten, in denen du ihren Inhalt am wenigsten glaubst. Mehr solcher hilfreicher Affirmationen findest du im „Lipödem Mutmacher Kartenset" – in den Literaturempfehlungen am Ende des Buches dazu mehr.

Tipp: Besonders hilfreich ist es, dir am Ende des Tages einen kurzen Moment der Reflexion zu gönnen: Was hat mir heute gutgetan? Wo habe ich es geschafft, mit einem schwierigen Gedanken anders umzugehen? Solche Rückblicke stärken dein Vertrauen in dich selbst und zeigen dir, dass die Veränderung bereits eingesetzt hat.

Wenn dich Panik überkommt, hilft dir zusätzlich eine achtsame Haltung. Setze dich an einen ruhigen Ort, atme tief ein und aus und beobachte deine Gedanken wie Wolken am Himmel. Du musst ihnen nicht folgen, du darfst sie ziehen lassen. Versichere dir selbst: Du bist nicht deine Angst, sondern du bist jemand, der Angst hat, und gleichzeitig jemand, der ihr etwas entgegensetzen kann.

Das Wichtigste zum Schluss: Sei geduldig mit dir. Es ist völlig normal, dass Ängste immer wieder auftauchen, denn eine chronische Krankheit und die Launen des Lebens stellen einen immer wieder vor große Herausforderungen. Entscheidend ist nicht, ob du deine Ängste komplett loswirst, sondern ob du lernst, mit ihnen umzugehen. Je öfter du dir selbst freundlich begegnest, desto stärker wird deine innere Basis. Und genau dort entsteht deine Erlösung von der Panik: nicht im Kampf gegen die Angst, sondern im Stärken deines Vertrauens in dich selbst.

03

03

DER UMGANG MIT RÜCK-SCHLÄGEN

KAPITEL 03

TEIL 1

WAS TUN, WENN ALLES ZU VIEL WIRD?

Was tun, wenn dich Schmerzen, Rückschläge oder kränkende Kommentare umwerfen und in Selbstzweifel stürzen? Wie kannst du mit Wut, Trauer und Frust umgehen, ohne dich selbst dafür zu verurteilen? Und was hilft dir konkret, wieder aufzustehen? Wir sprechen über gesunde Grenzen, realistische Ziele und darüber, wie du dir selbst mit mehr Verständnis begegnest, anstatt dich zusätzlich niederzumachen.

Caroline: Marianne, manchmal kommen mir Gedanken wie: „Ich bin eine Versagerin. Ich schaff' das alles nicht. Ich bin wieder 'rausgefallen aus meinen Routinen, hab's schleifen lassen, habe wieder Schmerzen ..."

Marianne: Ich höre so viel Druck und Anspruch aus deinen Worten heraus, und auch die Erschöpfung ist deutlich spürbar. Aber Rückschläge sind keine Beweise dafür, dass du versagt hast. Sie sind Signale deines Körpers und deiner Psyche. Sie sagen dir: „Achtung, du bist mutig vorangegangen, hast dich einer Herausforderung gestellt, aber es lief gerade nicht so, wie du es dir vorgestellt hast. Vielleicht wird es im Moment einfach zu viel für dich." Rückschläge sind vollkommen menschlich. Es gibt einfach Tage, an denen nicht alles glatt läuft. Diese Tage gehören zum Prozess, und sie zeigen auch, wie sehr du dich engagierst. Sie sind keine Schwäche, sondern ein Hinweis für dich, auf dich zu achten und dir selbst Verständnis zu schenken.

Caroline: Aber es fühlt sich so nach Scheitern an, und das frustriert mich. Vielleicht bin ich nicht stark und mutig genug für das Abnehmen, für die Therapie und um mein Leben in den Griff zu kriegen. Ich fange hundertmal wieder von vorn an.

Marianne: Ich möchte dich gern einladen, das Wort „Scheitern" einmal anders zu betrachten: Scheitern heißt nicht, dass du unfähig bist oder etwas falsch machst. Es bedeutet einfach: Du hast etwas ausprobiert, zum Beispiel eine bestimmte Methode, die aber gerade noch nicht funktioniert hat, und das ist völlig in Ordnung. Es ist eine Erfahrung, eine Rückmeldung deines Körpers, aber in keinster Weise ein Urteil über dich als Mensch.

Caroline: Wenn ich ehrlich bin, gibt es für mich keine halben Sachen. Ich erwarte von mir stets vollen Einsatz und klares Erreichen meiner Ziele. Dann denke ich: „Jetzt mache ich alles richtig – Ernährung, Bewegung, Kompression, Selbstlymphdrainage usw." Aber dann stolpere ich mal wieder in die Perfektionismusfalle und ende in völliger Überforderung.

Marianne: Genau da liegt das Problem: Deine Ziele sind ehrenwert, aber zu viele zu große Ziele gleichzeitig können dich blockieren. Ich arbeite gern mit dem Prinzip der Machbarkeit: Was wäre eine Sache, die du heute umsetzen könntest, ohne dass es dich überfordern würde?

Caroline (überlegt): Vielleicht nur zehn Minuten Bewegung statt 10 000 Schritte.

Marianne: Gute Idee! Kleine, machbare Schritte sind wie Minierfolge, die dir zeigen: „Ich kann das!" Wiederholung schlägt Perfektion, also wiederhole lieber regelmäßig kleine Schritte, als alles auf einmal perfekt machen zu wollen. Und ganz wichtig: Sei gnädig mit dir! Gestalte deine Vorhaben umsetzbar und sei nicht zu ehrgeizig – so behältst du Spaß daran.

Caroline: Ich bin oft so hart zu mir, wie ein innerer Antreiber, der nie zufrieden ist. Leider wird einem in keinem Lehrbuch in drei Schwierigkeitsstufen beigebracht, wie man die einzelnen Therapiemaßnahmen zu erledigen hat, sondern

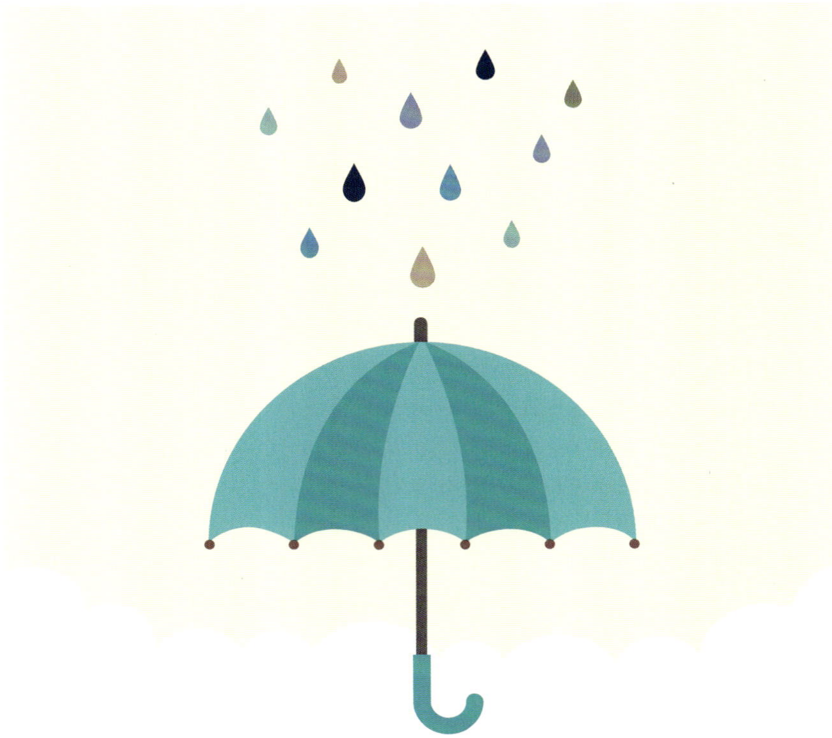

man liest immer nur, wie sie im besten Fall zu absolvieren sind. Jetzt möchte ich versuchen anzuwenden, was ich im letzten Therapiegespräch mit dir gelernt habe (siehe Seite 62): Ich trete einen Schritt zurück und versuche, mit mir selbst zu reden, als spräche ich mit meiner Freundin. Ich würde ihr sagen: „Du hast so viel auf dem Zettel! Kein Wunder, dass du nicht alles gleichzeitig stemmen kannst. Eigentlich willst du doch, dass es dir besser geht. Stattdessen erhöhst du aber nur deinen Stresspegel und kannst womöglich die Effekte deiner guten Taten gar nicht spüren." Oh, das fühlt sich viel besser an!

Marianne: Siehst du? Genau das ist Selbstempathie. Sie ist ein Selbstschutzmechanismus, der dich vor Überforderung, dem Ausgelaugtwerden oder zu hohen Ansprüchen bewahren soll. Und wir können noch mehr tun: zum Beispiel Grenzen setzen. Die psychische Belastung wird häufig dann zu groß, wenn du zu oft Ja sagst, obwohl du innerlich Nein sagen möchtest. Wir wollen oft nicht nur unsere eigenen Anforderungen an uns selbst erfüllen, sondern auch noch den Wünschen anderer gerecht werden.

Caroline: Ja, das durchlebe ich sehr häufig. Vor allem für Freunde oder in der Partnerschaft opfere ich mich oft auf. Da will ich niemanden enttäuschen und fühle mich oft verantwortlich, stets alles möglich zu machen – am besten noch allein, um niemandem Umstände zu bereiten.

Marianne: Und dabei enttäuschst du dich selbst und verschenkst zu viel Energie, die du eigentlich für dich selbst benötigst. Stellt wirklich jemand diese Erwartungen an dich? Und falls ja: Du darfst für dich und deinen Energiehaushalt sorgen, auch wenn andere das vielleicht nicht verstehen können. Eine gesunde Grenze ist wie ein Regenschirm in einem emotionalen Wolkenbruch. Am Ende wirst du erstaunt sein, wie verständnisvoll Freunde reagieren, wenn du ihnen die Möglichkeit gibst, auch auf eventuelle Überforderung deinerseits reagieren zu können.

Caroline: Und was mache ich, wenn der Rückschlag gar nicht von mir kommt, sondern von anderen? Wenn ich wieder in einer Arztpraxis stehe und nicht ernst genommen werde? Es ist nervenaufreibend, von Termin zu Termin zu rennen und dabei immer wieder Steine in den Weg gelegt zu bekommen. Im schlimmsten Fall treffe ich wieder auf Unverständnis oder auf schlechte Aufklärung.

Marianne: Das kommt leider öfter vor, als es sollte. In solchen Momenten kann es helfen, dir bewusst zu machen: Das, was andere sagen oder wie sie reagieren, hat viel mehr mit ihnen selbst zu tun als mit dir. Auch medizinisches Personal ist nicht allwissend. Diagnosen und Therapien sind komplex, manchmal fehlen einfach Informationen oder Erfahrung. Das ist kein persönlicher Angriff gegen dich, auch wenn es sich für dich natürlich verletzend anfühlen kann. Du bist die Expertin für deinen eigenen Körper. Du spürst, wenn etwas nicht stimmt, wenn du dich überfordert fühlst oder allein nicht weiterkommst. Und genau deshalb

»Du bist die Expertin für deinen Körper.«

darfst du für dich einstehen: Du darfst eine zweite Meinung einholen, du darfst Ärztinnen und Ärzte, Krankenkassen oder Therapeuten beziehungsweise Therapeutinnen wechseln. Du darfst deine Grenzen setzen und auch mal Nein sagen. Manchmal heißt das auch einfach, dass du den Raum verlässt, in dem du dich klein oder übergangen fühlst. Du musst nicht bleiben, nur weil andere es von dir erwarten. Erinnere dich daran: Dein Wert hängt nicht davon ab, wie andere dich behandeln oder beurteilen. Du hast das Recht, dich zu schützen, deine Stimme zu erheben oder einfach für dich selbst zu sorgen. Dein Körper, dein Wohlbefinden, deine Grenzen – all das ist wichtig.

Caroline: Manchmal hilft mir da tatsächlich auch Humor.

Marianne: Ja, Humor ist wie ein Schutzschild und ein Plan B, er ist dein Joker. Überlege dir: Wer kann dich abfangen, wenn es brenzlig wird? Es tut gut, jemanden als mentalen „Retter" zu haben, der dich nach solchen Frustmomenten auffängt. Vergiss aber nicht, diese Kontakte auch in guten Momenten zu pflegen, damit sie nicht zum reinen Blitzableiter werden.

Caroline: Ich glaube, ich muss auch einfach mehr auf meinen Zyklus achten. Es gibt Tage, an denen bekomme ich viel geregelt, und andere, da klappt nichts so richtig, und es bringt dann nichts, mich trotzdem zu zwingen.

Marianne: Ja, plane deine Aufgaben nach deinem eigenen Rhythmus, nicht nach den Vorgaben anderer. Du bist die Chefin deines Lebens, nicht die Sklavin deines Kalenders!

Caroline: Manchmal bin ich eigentlich ganz gut im Flow mit meinem Selbstmanagement, und dann kommt mit wieder das Leben dazwischen und zieht mir die Füße weg. Dann werde ich komplett aus der Bahn geworfen und stolpere nur noch vor mich hin. Was mache ich, wenn ich wieder mal komplett aus dem Tritt und fix und fertig bin?

Marianne: In solchen Momenten ist der allerwichtigste Schritt, zurück in die Verbindung mit dir selbst zu kommen. Das gelingt aber nicht durch Leistungsdruck, sondern nur über das, was dir wirklich Energie gibt und dich nährt. Kinobesuche, ein Stadtbummel, eine Tretbootfahrt – all das kann aufgrund seiner positiven Wirkung auf dich und deinen Cortisol-Spiegel auch Teil deiner Therapie sein. Wo willst du all die benötigte Energie hernehmen, wenn du dir keine neue zuführst? Frage dich: „Was macht mir wirklich Spaß? Was bringt mich zum Lachen, was lässt mich aufleben?" Finde heraus, wo du dich wohlfühlst, wo alles leicht geht, wo du einfach du selbst sein kannst. Denk' daran: Du bist die Expertin für dein eigenes Leben. Du darfst herausfinden, was dir guttut, ohne dich dafür rechtfertigen zu müssen. Vielleicht ist es eine kreative Pause, vielleicht ein kleines Räucherritual, das dich stärkt. Es gibt kein „Ich muss", nur ein „Ich will". Das ist quasi deine kleine Rebellion gegen die vielen Regeln „da draußen", die uns sagen, wie wir zu sein haben. Du bestimmst jetzt deine eigene Agenda. Fühle dich frei, laut zu denken, etwas auszuprobieren, zu lachen und zu merken: „Ja, ich darf das!" Es sind dein Körper, deine Energie und dein Leben, und es darf auch leicht gehen.

Caroline: Manchmal hab ich dann Lust, zu puzzeln und meinen Kopf auszuschalten oder Musik zu machen oder eine Freundin zu sehen.

Marianne: Das ist ein weiterer Schritt Richtung emotionale Freiheit. Du musst nicht immer stark sein, du musst nur wieder zu Kräften kommen. Wenn du magst, mache aus dem Rückschlag einen Neuanfang, aber einen Neuanfang mit einer neuen Ausrichtung, mit weniger Druck und mehr Herz.

»Du musst nicht immer stark sein. Du musst nur wieder zu Kräften kommen.«

KAPITEL 03

TEIL 2

UMGANG MIT PERFEKTIONISMUS UND „SCHEITERN"

Viele Betroffene haben einen hohen inneren Anspruch an sich, der oft mit Perfektionismus, Selbstkritik und daraus resultierender Scham einhergeht. Wenn etwas nicht sofort klappt oder wir aus der Routine fallen, meldet sich dieser innere Antreiber lautstark: „Du kannst das nicht.", „Du bist nicht diszipliniert genug.", „Alle anderen bekommen das doch auch hin." und „Schäme dich für dein Versagen." Rückschläge sind aber keine Zeichen von Schwäche, sondern Hinweise darauf, dass wir Menschen sind, mit einem Leben, das selten linear verläuft, und dass die Methode, die du zunächst angewandt hast, einfach nicht die richtige für dich ist. Gerade mit einer chronischen Erkrankung wie Lipödem ist es völlig normal, dass es gute und auch schwierige Phasen gibt. Darüber hinaus wirken sich auch der Zyklus, externe Belastungen und emotionale Prozesse auf unsere Energie und unsere Umsetzungsfähigkeit aus.

Marianne: Stell' dir vor, du wärst eine Erfinderin und erfändest eine Selbstmanagement-Maschine, die dir Schmerzen nehmen soll. Natürlich würden die ersten Versuche nicht gleich zum gewünschten Ergebnis führen. Aber würdest du deswegen gleich den ganzen Apparat, so wie er ist, ohne ausführliche Analyse in den Müll werfen und den Erfindungsprozess abbrechen? Vielleicht braucht es doch einfach nur ein paar andere Stellschrauben und Prozesse, um die Maschine doch noch zum Laufen zu bringen. Genauso kannst du auch die Findungsphase deines Lebens mit Lipödem sehen: Wirf nicht gleich alles hin, wenn es nicht sofort beim ersten Versuch funktioniert, und verabschiede dich von deinem Perfektionismus. Du hast schon etliche Male probiert, etwas in deinem Leben zu ändern, und zwar immer wieder auf die gleiche Weise? Vielleicht liegt es dann einfach an dieser Methode, die für dich nicht die richtige ist, und ein Wechsel zu einer anderen Vorgehensweise könnte zum Erfolg führen. Macht das aus dir eine schlechte „Erfinderin"? Natürlich nicht, aber es braucht Mut, einen neuen Versuch zu wagen, aus Fehlern zu lernen und Erfolge zu registrieren. Dieses Buch hilft dir, diesen Mut zu entwickeln.

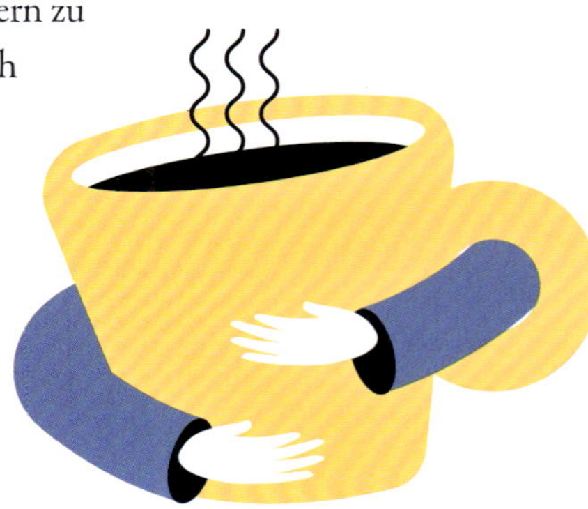

Perfektionismus kann ein Schutzmechanismus sein, mit dem wir versuchen, Kontrolle über eine Situation zu gewinnen, in der wir uns oft ohnmächtig fühlen. Doch er verhindert auch, dass wir uns selbst mitfühlend begegnen und bereits kleine Schritte in die richtige Richtung würdigen. Es geht nicht darum, immer alles ohne Unterlass zu hundert Prozent durchzuziehen, sondern darum, immer wieder neu zu beginnen, immer wieder Ja zu sagen zum eigenen Tempo. Rückfälle und Pausen gehören einfach dazu. Ein neuer Umgang mit Scheitern bedeutet, diese Momente als Teile des Prozesses zu begreifen. Sie sind wichtige Stationen auf einem Weg, der nicht in erster Linie „Erfolg" bedeutet, sondern Entwicklung, Erfahrung, Annäherung und Verständnis. Wenn du scheiterst, hast du nicht versagt, sondern du hast dich ausprobiert, du hast herausgefunden, was (noch) nicht funktioniert, du hast gelernt – du hast gelebt!

Tipp: Was hilft bei Rückschlägen? Halte inne, ärgere dich vielleicht auch kurz. Dann mach eine Pause, trinke einen Tee oder Kaffee. Sprich freundlich mit dir und reflektiere, was du gerade gebraucht hättest, damit du in deinem Vorhaben erfolgreicher gewesen wärst. Passe anschhließend den Plan an deine Bedürfnisse und die Hindernisse an. Das ist kein Rückschritt, sondern eine äußerst intelligente Vorgehensweise.

KAPITEL 03

TEIL 3

ÜBUNGEN

Die folgenden Übungen helfen dir dabei, eine gesunde und konstruktive Strategie für den Umgang mit Wut und anderen belastenden Gefühlen bei einem Rückschlag zu entwickeln. Du lernst, deine Emotionen besser zu regulieren und emotionalen Stress zu verringern. Mit Journaling kannst du deine Emotionen klären und damit die Last von Körper und Geist nehmen. Mit der Übung zur Achtsamkeit und Selbstfürsorge übst du, den eigenen emotionalen Zustand wahrzunehmen und zu pflegen. Schließlich lernst du in der Übung zur Resilienz, eine akzeptierende Haltung gegenüber den Herausforderungen des Lipödems zu entwickeln. Dies kann dir helfen, den Druck und die negativen Emotionen zu verringern.

Übung

Emotionsregulation und Wutübungen

Wut ist eine natürliche Emotion, die oft als Reaktion auf Ungerechtigkeit, Frustration oder Schmerzen entsteht. Im Fall vom Lipödem kann Wut durch die chronischen körperlichen Einschränkungen und die damit verbundenen Herausforderungen ausgelöst werden.

Wut erkennen

Frage dich:

- **Wann fühlst du dich am häufigsten wütend?** Überlege dir, welche Situationen oder Gedanken häufig zu Wut führen (zum Beispiel körperliche Schmerzen, das Gefühl, von anderen nicht verstanden zu werden, die Einschränkungen durch das Lipödem im Alltag, keine Besserung der Symptome oder Ablehnungen der Krankenkasse).
- **Welche Gedanken verstärken deine Wut** (zum Beispiel: „Warum ich?", „Ich habe genug!" oder „Ich fühle mich nicht gesehen oder bedarfsgerecht behandelt.")?
- **Wie äußert sich deine Wut?** Achte auf deine körperlichen Reaktionen (zum Beispiel erhöhter Puls, Verspannungen oder Zähneknirschen) und auch die emotionalen Reaktionen (zum Beispiel Gereiztheit, Zorn, Hilflosigkeit oder Weinen).

Wut durch Atemübungen regulieren

Eine der einfachsten und wirksamsten Methoden, um Wut abzubauen, ist tiefes Atmen. Durch bewusste Atemübungen wird der Körper beruhigt, und du gewinnst wieder Kontrolle über deine Emotionen.

Gehe so vor:

1. Atme tief durch die Nase ein. Zähle dabei bis vier.
2. Halte den Atem für vier Sekunden an.
3. Atme langsam durch den Mund aus, indem du bis sechs zählst.
4. Wiederhole diese Übung fünf bis zehn Mal.

Reflexion:

— Wie fühlst du dich nach der Atemübung? Hat sich die Intensität deiner Wut verringert?

— Wie kannst du diese Übung in deinem Alltag einsetzen, wenn du wütend wirst?

Körperliche Bewegung

Gehe so vor:

1. Finde einen ruhigen Raum und überlege dir dort, welche physische Aktivität dir helfen könnte, deine Wut abzubauen (zum Beispiel Minitrampolinspringen, Spazierengehen oder Fahrradfahren).
2. Bewege dich auf die gewählte Weise für fünf bis zehn Minuten intensiv und lasse dabei alle Wut und Frustration in die Bewegung abfließen.
3. Wenn du das Gefühl hast, dass die Wut nachlässt, halte inne und atme tief ein und aus.

Reflexion:

— Wie hat sich deine Wut durch die körperliche Aktivität verändert?

— Was kannst du künftig tun, um dich von deiner Wut zu befreien?

Übung

Emotionale Entlastung durch Journaling

Schreibe deine Gedanken und Gefühle auf. Stelle dir dazu zum Beispiel folgende Fragen:

— Welche Emotionen fühle ich heute (zum Beispiel Wut, Frustration oder Traurigkeit)?

— Was löst diese Emotion in mir aus (zum Beispiel Schmerzen, Einschränkungen oder Selbstzweifel)?

— Was brauche ich in diesem Moment, um mich besser zu fühlen (zum Beispiel Ruhe, Unterstützung oder Ablenkung)?

— Welche positiven Gedanken kann ich in den Raum stellen, um mich zu beruhigen (zum Beispiel: „Ich tue mein Bestes.", „Ich habe Unterstützung." oder „Diese Phase wird vorübergehen.")?

Tipp: Schreibe im Rahmen des Journaling mindestens fünf Minuten am Tag, ohne dich zu zensieren. Du wirst erstaunt sein, wie erleichtert du dich danach fühlen wirst.

Übung

Achtsamkeit und Selbstfürsorge

Gehe so vor:

1. Setze dich an einen ruhigen Ort und schließe die Augen.
2. Richte deine Aufmerksamkeit auf deinen Atem. Atme ruhig und gleichmäßig.
3. Nimm nun alle Körperempfindungen wahr: Gibt es irgendwo Verspannungen oder Schmerzen? Versuche, diese sanft zu lösen, indem du den Bereich mit der Aufmerksamkeit „durchatmest".
4. Denke an eine Sache, die dir in diesem Moment guttut (zum Beispiel an einen beruhigenden Gedanken, eine Erinnerung oder ein Gefühl der Unterstützung).

Reflexion:

— Welche positiven Emotionen bleiben nach der Übung zurück?

— Wie kannst du diese Übung regelmäßig in deinen Alltag integrieren, um emotionalen Stress abzubauen?

Übung

Resilienz und wie man eine akzeptierende Haltung entwickelt

Gehe so vor:

1. Denke über eine schwierige Situation nach, die du in der Vergangenheit gemeistert hast. Wie hast du es geschafft, diese Situation zu überstehen? Welche inneren Ressourcen hast du dabei mobilisiert?

2. Denke an eine Situation, die dich derzeit regelmäßig belastet (zum Beispiel Schmerzen oder körperliche Einschränkungen). Schreibe drei Dinge auf, die du daran akzeptieren kannst (zum Beispiel: „Ich kann nicht immer alles kontrollieren, aber ich kann auf mich achten.").

Reflexion:

— Was hilft mir, den Druck zu reduzieren, den das Lipödem in meinem Leben verursacht?

— Welche positiven, stärkenden Gedanken kann ich mir täglich bewusst machen?

Emotionale Spannungen – das muss ich wissen

- **Wut – eine natürliche Emotion:** Sie muss nicht unterdrückt werden, aber wir können lernen, sie konstruktiv zu lenken.
- **Regelmäßige Achtsamkeits- und Entspannungsübungen:** Diese können dir helfen, den Emotionsstau in deinem Körper aufzulösen und stressige Momente zu bewältigen.
- **Körperliche Bewegung:** Sie ist ein wirkungsvolles Mittel, um emotionale Spannungen abzubauen, sich abzulenken und sich emotional zu entlasten.
- **Journaling:** Das ist eine einfache, aber effektive Methode, um Gefühle zu verarbeiten und Stress abzubauen.
- **Akzeptanz und Resilienz:** Dabei handelt es sich um langfristige Fähigkeiten, die dir helfen können, mit den emotionalen Herausforderungen, die mit einem Lipödem einhergehen, besser umzugehen.

DIE ZUSAMMENHÄNGE VON ADHS UND LIPÖDEM

Vielleicht hast du beim Lesen dieses Buches schon öfter gedacht: „Ich weiß, was mir guttut, aber ich kriege es einfach nicht regelmäßig hin", oder: „Ich bin so schnell überwältigt, mein Kopf rast, ich fange tausend Dinge an und verliere mich mittendrin".

Wenn dir das bekannt vorkommt, dann lies diese Zeilen weiter, denn sie könnten dir etwas Wichtiges über dich zeigen.

In den letzten Jahren habe ich entdeckt, dass Lipödem und ADHS häufiger gemeinsam auftreten, als ich früher dachte. Deshalb begann ich, mich in diese Materie einzulesen und möchte mit dir teilen, was ich dazu gefunden habe. Meine Erkenntnisse bedeuten natürlich nicht automatisch, dass jede Frau mit Lipödem zwingend ADHS hat, aber es zeigt, dass es sich lohnen kann, einmal liebevoll hinzuschauen.

Das Lipödem ist etwas, das du in deinem Körper oder über einen Körper fühlst: Schmerzen, Schwere, Druck, vielleicht Frust. ADHS dagegen spielt sich eher „im Inneren" ab, im Denken, Fühlen und Wahrnehmen. Es hat mit der Regulierung deiner Aufmerksamkeit, Impulsivität, Gefühlsintensität und Energieverteilung zu tun. Menschen mit ADHS spüren oft viel, manchmal zu viel, sie reagieren schnell, denken in tausend Richtungen gleichzeitig und haben Mühe, Routinen durchzuhalten.

Wenn du beides kennst, also die körperlichen Schmerzen, *und* einen Kopf, der einfach nie stillsteht, dann kann das unglaublich anstrengend sein. Du gibst dir Mühe, planst deinen Alltag, willst dich um dich kümmern … und trotzdem fühlt sich alles manchmal wie ein Kampf gegen dich selbst an.

Bei meinen Recherchen habe ich herausgefunden, dass es tatsächlich erste Studien gibt, die zeigen, dass bei Frauen mit Lipödem ADHS-Symptome deutlich häufiger vorkommen als bei Frauen ohne Lipödem. Eine im Fachjournal *Journal of Clinical Medicine* veröffentlichte Studie (Wold et al., 2023) zeigte zum Beispiel, dass 77 % der befragten Frauen mit Lipödem auch Symptome einer ADHS aufwiesen – im Vergleich zu 54 % in einer Kontrollgruppe ohne Lipödem (Quelle: National Center for Biotechnology Information, PMC9977104).

Beide Zustände haben etwas gemeinsam: Sie betreffen Systeme im Körper, die stark auf Stress, Hormone und emotionale Regulation reagieren. Chronischer Stress, Schmerz und Scham können das Nervensystem in dauer-

hafte Alarmbereitschaft bringen, und wenn du ohnehin neurodivergent bist, also ein Gehirn hast, das Reize besonders intensiv verarbeitet, dann kann sich das gegenseitig verstärken.
Vielleicht kennst du das:

- Du bist schnell überfordert, wenn zu viele Eindrücke auf dich einprasseln.
- Du startest mit Begeisterung neue Dinge, verlierst aber unterwegs den Faden.
- Du fühlst dich innerlich unruhig, während dein Körper dich gleichzeitig bremst.
- Und manchmal bist du so erschöpft, dass gar nichts mehr geht.

Das alles *kann* mit ADHS zu tun haben, muss es aber nicht. Du müsstest das natürlich diagnostisch abklären lassen. Wichtig ist, aber *wenn* du ADHS hast, also: Wenn du dich hier wiedererkennst, ist nichts falsch mit dir. Dein Gehirn arbeitet einfach anders. Es braucht andere Wege, andere Strukturen, mehr Verständnis vor allem von dir selbst.
Ich möchte dich in diesem Fall einladen, einen anderen Blick auf dich selbst zu bekommen:

- Es gibt Gründe, warum du manchmal nicht so „funktionierst" wie andere.
- Dein Körper *und* dein Kopf erzählen gemeinsam deine Geschichte.
- Selbstfürsorge darf bei dir vielleicht anders aussehen: individueller, kreativer, neurodivergenter.

Wenn du also beim Lesen dieses Buches gespürt hast, dass dein Weg mit dem Lipödem auch eine mentale und emotionale Seite hat, dann weißt du jetzt: Du bist damit nicht allein. Und es gibt Erklärungen, die helfen können, dich liebevoller zu verstehen, statt dich zu verurteilen.

Und wenn du Lust hast, noch tiefer zu schauen …

Ich arbeite gerade an einem neuen Buch, das dich vielleicht interessieren könnte, wenn du dich in dieser Beschreibung wiederfindest. Es richtet sich an alle, die im Berufsleben mit einem „anders verdrahteten" Gehirn unterwegs sind.
Im Buch wird es auch darum gehen, wie man an Sachen „dranbleiben" kann. Vielleicht ist das ja auch dein Thema?

KAPITEL 03

TEIL 4

UMGANG MIT LIPOSUKTIONS-ERGEBNISSEN

Ein möglicher Therapieansatz zur Behandlung des Lipödems ist die operative Liposuktion, die Fettabsaugung. Sie wird angepriesen mit dem Versprechen dauerhaften Erfolgs, eines ästhetischen Ergebnisses und dass die Schmerzen danach der Vergangenheit angehören werden. Aber nicht immer kann die Operation dieses Versprechen halten. Dann ist die Enttäuschung bei den Betroffenen riesengroß. Wie geht man damit um, wenn die hochgesteckten Erwartungen enttäuscht werden?

Marianne: Caroline, viele Betroffene setzen große Hoffnungen in eine Liposuktion, besonders dann, wenn der Leidensdruck vorher sehr hoch war. Kannst du dich noch an deine eigene Erwartungshaltung erinnern, bevor du operiert wurdest? Es ist ja schon 2015 gewesen.

Caroline: Oh ja, ich dachte wirklich: „Jetzt wird alles gut." Ich hatte mir vorgestellt, dass dadurch die Schmerzen verschwinden würden, dass ich mich endlich körperlich und psychisch leicht fühlen würde. Endlich würde ich danach einfach „normal" sein, das Lipödem abhaken können und mit alledem nichts mehr zu tun haben. Meine Erwartungshaltung war riesig, obwohl mein Arzt dankenswerterweise immer sehr neutral blieb und mir keine falschen Hoffnungen machte. Er sagte, er werde sein Bestes geben, es gebe aber nie eine Garantie für eine lebenslange Beschwerdefreiheit. Leider kamen bei mir die Schmerzen nach der Heilungsphase wieder zurück.

Marianne: Wie war es für dich, als sich deine Hoffnung nicht vollständig erfüllt hat?

Caroline: Das war trotz allen Bewusstseins für die Ausgangslage sehr hart. Ich war nicht beschwerdefrei, und all das Geld, das wir privat aufgebracht hatten, für das wir auf die Hochzeitsreise verzichtet und noch zusätzlich einen Kredit aufgenommen hatten – alles weg. Mein Zustand war zwar schon besser als vor den Liposuktionen, aber es gab eben nicht dieses Alles-ist-vorbei-Gefühl, das ich mir so sehr gewünscht hatte. Schließlich waren die Operationen und die Monate danach für mich sehr strapaziös, körperlich, aber auch psychisch. Dann kam dieser innere Vorwurf: „Habe ich etwas falsch gemacht? Warum hat es bei anderen so viel mehr Euphorie ausgelöst?" Es war schwer für mich zu akzeptieren, dass meine Erwartungen nicht erfüllt werden würden. Ich hatte die Liposuktionen ja nur vornehmen lassen, weil ich kaum noch lange Zeit im Auto oder im Zug sitzen konnte, ohne höllische Schmerzen zu haben. Das war als junge Frau für mich besorgniserregend und beängstigend.

Marianne: Das kenne ich nur zu gut aus meiner beruflichen Praxis: Viele Frauen erleben nach einer Operation erst einmal einen emotionalen „Durchhänger". Die Realität entspricht leider nicht immer genau dem Bild, das man sich im Kopf ausgemalt hat, gerade, wenn man vorher so sehr auf „perfekte Optik", Schmerzfreiheit oder sofortige Heilung gehofft hat. Jedoch klappt das bei Lipödem leider nicht wie im Bilderbuch. Wie bist du denn selbst damit umgegangen? Hast du dir erlaubt, enttäuscht zu sein, oder hast du versucht, alles gedanklich wegzuschieben? Es ist erlaubt, diese Gefühle von Enttäuschung zu spüren – das macht dich nicht schwach, sondern du gehst dann gütig mit dir selbst um. Schließlich hast du es versucht und mit den besten Intentionen für dich selbst gehandelt. Manchmal hilft es dann, einfach laut zu sagen: „Das hat leider nicht funktioniert, das trifft mich wirklich hart, aber auch das werde ich packen und verarbeiten. Es wird einen anderen Plan für mich geben."

Caroline: Ich habe irgendwann erkannt, dass ich es eigentlich noch gut hatte. Ich bin nicht die Einzige, die nach der Liposuktion nicht beschwerdefrei ist, und bei vielen sind diese hohen Erwartungen fast schon gefährlich. Sie bringen mehr

Frust als Freude, denn der Fall nach der Erkenntnis, trotz Operation nicht beschwerdefrei zu sein, ist sehr tief. Ich musste ganz bewusst lernen, meine Perspektive zu verändern, um mich vor dem Aufprall zu schützen.

Marianne: Das ist ein wichtiger Aspekt, der oft zu kurz kommt. Wie sah dein Perspektivwechsel konkret aus?

Caroline: Ich habe angefangen, mich am Positiven festzuhalten, auch wenn es nicht „perfekt" war: Ich hatte keine Komplikationen und kein Lymphödem als Folgeschaden, ich konnte wieder länger sitzen, mehr stehen und weiter laufen. Das war doch schon ein Riesengewinn! Ich habe mir gesagt: „Wenn mein persönlicher Worst Case nicht eingetreten ist, ist doch schon viel erreicht."

Marianne: Das ist ein sehr hilfreicher Ansatz. Wer sich vorab mit möglichen Enttäuschungen auseinandersetzt, kann später emotional besser damit umgehen, auch wenn es natürlich nicht komplett spurlos an einem vorübergehen wird. Hast du sonst noch etwas verändert?

»Wer sich vorab mit möglichen Enttäuschungen auseinandersetzt, kann später emotional besser damit umgehen.«

Caroline: Auf jeden Fall meine Social-Media-Umgebung. Ich bin Leuten entfolgt, die unrealistische Körperbilder und Scheinrealitäten zeigen. Gekünstelte Posen, zu viele Filter, offensichtliche Retusche – es tut mir einfach nicht gut, so etwas zu sehen. Stattdessen folge ich lieber inspirierenden Frauen, die ehrlich zeigen, wie echte Körper aussehen, mit Dellen, Narben, lichtem Haar, unreiner Haut oder mit Spuren einer schlaflosen Nacht im Gesicht. Ich übe, es so zu sehen:

Hinweis: Nicht jedes Leben verläuft geradlinig. Die spannendsten Geschichten haben Twists und Krisen, die gemeistert werden müssen, bis es schließlich zum Happy End kommt. Dann ist bewundernswert, wie die Hauptfigur an ihren Aufgaben gewachsen ist und erkannt hat, dass das, was wirklich zählt, oftmals etwas ganz anderes ist als zu Beginn der Reise.

Marianne: Du hast deine „Kontrollgruppe" bereinigt, Gratulation! Das ist ein wichtiger Schutzmechanismus gegen Selbstzweifel, der dir dabei hilft, dich nicht infrage zu stellen. Vergleiche dich nicht mit den glänzenden Vorher-nachher-Bildern, die dir in sozialen Medien begegnen. Hast du für dich Tricks gefunden, um diese quälenden Momente durchzustehen, wenn die Enttäuschung groß ist, weil die Operation nicht alle deine Erwartungen erfüllt hat?

Caroline: In solchen Momenten frage ich mich: „Was habe ich mir eigentlich davon versprochen? Ging es mir wirklich nur um Schmerzfreiheit, um schlankere Beine, oder doch vielmehr um ein bestimmtes Gefühl, zum Beispiel das Gefühl von Freiheit, Anerkennung oder Leichtigkeit? Und kann ich dieses Gefühl nicht vielleicht auch auf anderen Wegen und ohne Operationen erreichen? Ich kann doch selbstständig zu meiner eigenen Glücksquelle werden!" Das klingt jetzt ein wenig kitschig, ist aber tröstlich für mich.

Marianne: Das ist eine sehr reflektierte Herangehensweise. Auch die Frage „Was verknüpfe ich eigentlich mit diesem Körperbild?" kann sehr aufschlussreich sein. Denkst du, es hätte dir geholfen, dir im Vorfeld der Liposuktionen einen emotionalen Plan B zurechtzulegen?

Caroline: Auf jeden Fall. Ich hätte mir überlegen sollen: „Was kann ich tun, um nicht abzustürzen, wenn meine Erwartungen nicht erfüllt werden? Wer wird mich auffangen können, wenn ich zunächst eine dicke Gewitterwolke über meinen Kopf schweben habe?" Heute bin ich schlauer, denn als Unternehmerin weiß ich, dass es oft ganz anders kommt, als man es geplant hat. Es hilft, einen Notfallplan griffbereit zu haben. Wie oft war ich schon in Tränen aufgelöst, weil Zahlungen anstanden, die ich gerade nicht leisten konnte, oder der Work-Load größer war als meine Kraftreserven! In solchen erdrückenden und schlafraubenden Phasen hat es mir geholfen, mit meinem sozialen Umfeld darüber zu sprechen und gemeinsam Lösungen zu erarbeiten, die selbst zu finden ich gerade zu panisch war. Je öfter man so etwas durchsteht, desto gelassener wird man mit der Zeit und desto leichter findet man passende Lösungen.

Marianne: Danke, dass du so ehrlich von dir erzählst! Genau solche Einblicke helfen anderen, ihre eigenen Erwartungen ein bisschen realistischer zu gestalten und sich nicht sofort selbst fertigzumachen, nur weil mal etwas nicht nach Plan läuft. Sich Rat aus dem engsten Kreis oder von Gleichgesinnten zu holen, ist eine sehr gute Idee. Manche haben ähnliche Szenarien bereits durchlebt, und man kann von ihrem Vorsprung an Erfahrung profitieren.

Caroline: Ja, holt euch Rat, denn niemand sollte sich schämen, weil etwas nicht perfekt läuft und man Hilfe benötigt. Wichtig ist, dass man die Hoffnung niemals aufgibt und lernt, den eigenen Fähigkeiten zu vertrauen, und wenn es die Fähigkeit zur Kommunikation ist. Ich bin nicht trotz meiner Rückschläge gewachsen, sondern ich bin durch sie gewachsen!

Carolines Fallbeispiel: Schmerzen nach der Liposuktion – ein Zeichen meines Scheiterns?

Ich weiß noch genau, wie ich damals nach den Liposuktionen dachte: „Jetzt wird alles gut." Tatsächlich war auch vieles besser, aber beschwerdefrei war ich nicht – ganz im Gegenteil. Die Schmerzen kamen in Wellen zurück, und ich fürchtete, ich hätte mich falsch entschieden, als hätte ich etwas falsch gemacht. Zwar war ich wütend, enttäuscht und sehr müde, doch was ich über die Jahre gelernt habe, ist: Rückschläge sind anstrengend und nervenaufreibend, aber sie bedeuten nicht, dass man die Endstation seines Weges erreicht hat. Vielmehr sind sie nur ein anderer Streckenabschnitt, ein Umweg, der nötig ist, um Erfahrungen zu sammeln und die Voraussetzungen für die Meisterung der Herausforderung zu schaffen. Mein Weg war eben nie geradlinig. Ich bin oft genug hingefallen, habe mich mit Selbstzweifeln geplagt, habe gehadert, gehadert, gehadert … Irgendwann habe ich es verstanden: Scheitern ist nicht das Gegenteil von Erfolg, es ist ein wichtiger Teil.

Ich habe geübt, meine Bedürfnisse überhaupt wieder wahrzunehmen, statt sie ständig zu ignorieren, weil sie mir lästig waren. Erst mit den Jahren habe ich es geschafft, mich nicht mehr mit den Maßstäben anderer zu messen, auch wenn es anfangs Mut gekostet hat, meine eigene Denkweise so sehr zu hinterfragen. Was mir wirklich geholfen hat, war der Austausch mit anderen. Denn ich bin nicht die Einzige, die gerade nicht mehr kann. Auch anderen tut es ungemein gut, wenn ich das öffentlich ausspreche. Zu sehen, dass ich auch nur eine von ihnen bin und mit meinen eigenen Dämonen zu kämpfen habe, nimmt wiederum den Leistungs- und Leidensdruck von der Community.

Tipp: Manchmal ist schon den Satz „Ich kann nicht mehr!" auszusprechen ein ganz wichtiger Wendepunkt, denn man hört dann gezwungenermaßen damit auf, die eigenen Energiereserven wie eine Zitrone auszuquetschen, bis kein Quäntchen Energie mehr übrig ist.

04

04

PARTNER-SCHAFT UND SOZIALE UNTER-STÜTZUNG

KAPITEL 04

TEIL 1

ZWISCHEN ÜBERFORDERUNG UND HILFLOSIGKEIT – DIE ROLLE DER PARTNERSCHAFT

Was, wenn ich zur Last meines Umfelds werde und meinem Partner zu viel zumute? Wie rede ich mit ihm über mein Lipödem? Bin ich noch attraktiv für ihn? Genau hier beginnt das Lipödem in die Partnerschaft hineinzuwirken. Du versuchst, trotz Lipödem stark zu bleiben und alles allein zu schaffen, doch du spürst, dass dich diese Rolle erschöpft. Warum ist es so schwer, deinen Partner oder dein soziales Umfeld um Hilfe zu bitten, und wie treiben dich alte Muster in die Überforderung? Wichtig ist, dass du lernst, deine Bedürfnisse klar zu kommunizieren.

Caroline: Ich würde mich selbst als starke Frau bezeichnen, aber wenn ich länger darüber nachdenke, würde ich das über jede Frau sagen. Die meisten haben im Laufe ihres Lebens vor Leid, Verantwortungsbewusstsein und Erschöpfung schlichtweg vergessen, wie stark sie eigentlich sind. Umso schwerer ist es für mich, manchmal das Gefühl zu haben, in meiner Partnerschaft das schwache Glied zu sein. Ich möchte unabhängig und willensstark sein, eine, die ihr Leben zusammenhält und sich gern um alles kümmert. Aber durch diese chronische Erkrankung und durch die Anstrengungen der Therapie fühle ich mich verletzlich. Ich habe Angst, ich könnte für meinen Partner zum Klotz am Bein werden, wenn ich mal alle Anspannung loslassen würde. Das tut weh, denn egal ob mit oder ohne Kinder, ich möchte nicht, dass mein Partner denkt, er habe jetzt zusätzlich eine Pflegeaufgabe übernommen. Eigentlich ist man doch zusammen, damit das Leben einfacher wird, nicht, damit noch mehr an einer Person hängen bleibt.

Marianne: Das klingt, als würdest du gerade auf einem Drahtseil balancieren: Einerseits willst du Entlastung, andererseits hast du Angst, dass du anderen damit zur Last fällst. Ist es das, was du gerade fühlst?

Caroline: Ja, genau! Ich weiß, es wäre klug, meinen geliebten Mann um Unterstützung zu bitten. Aber er hat auch einen stressigen Arbeitsalltag und ist viel auf Geschäftsreisen. Immer wenn ich ihn um Unterstützung bitten will, höre ich in meinem Inneren diese Stimme sagen: „Fall ihm nicht zur Last! Sei eine starke Partnerin, sei attraktiv, sei die, die alles meistert und auf die man sich immer verlassen kann. Dann wird er stolz auf dich sein." Dann bleibe ich lieber still und versuche, allein mit meinen Schmerzen fertigzuwerden. Es ist ja meine zweite Ehe, und tatsächlich funktioniert die Aufteilung der Hausarbeit mit meinem zweiten Mann deutlich besser als mit meinem ersten. Ich bin inzwischen aber auch älter geworden, und meine Prioritäten haben sich deutlich verschoben. Eigentlich hat mich das aber doch sehr einsam gemacht. Denn ich merke, dass ich damals wie heute, sei es im Haushalt, bei der Arbeit oder emotional, an meine Grenzen komme. Dann denke ich: „Er hält mich vielleicht irgendwann für nachlässig, dabei bin ich einfach überfordert."

Marianne: Es ist gut, dass dein Mann dich trotz all seiner beruflichen Herausforderungen nicht mit allem allein stehen lässt. Aus deinen Erzählungen über die Vergangenheit höre ich sehr viel Verantwortung heraus, als wärst du ständig das Zugpferd im Stall gewesen, das den ganzen Karren allein ziehen musste. Und wenn das Pferd schlappmacht, bleibt der Karren natürlich stehen. Aber jetzt mal ehrlich: War das nicht euer gemeinsamer Haushalt? Dein erster Mann lebte ja auch da, machte Dreck, verursachte Müll, stapelte Wäscheberge und schob Alltagskram vor sich her. Warum also fühlte es sich für dich so an, als müsstest du den Löwenanteil der Hausarbeit stemmen? Heute weißt du, dass es damals vielleicht an der Zeit gewesen wäre, deinen Ex-Mann ganz bewusst mit vor den Karren zu spannen. Du musst den Karren nicht allein ziehen! Trotz deiner Kompressionsstrumpfhosen bist du keine Superheldin, du bist ein Mensch mit erschöpfbaren Energiereserven, und das ist völlig okay so.

Caroline: Was mich derzeit so unter Druck setzt, ist, dass ich befürchte, meinen Anteil an den Aufgaben im Haushalt nicht leisten zu können, und dass mein Mann noch mehr für mich übernehmen muss. Andererseits würde ich das ja auch für ihn tun, wenn er in meiner Situation wäre. Mir haben auch schon einige andere Lipödem-Betroffene gestanden, dass es bei ihnen in der Ehe nicht ganz so gerecht bei der Verteilung der Haushaltsaufgaben zugeht. Das liegt wohl daran, dass wir so sozialisiert wurden: Die Frauen halten alles zusammen. So lernen es viele von uns, und auch ich habe es von meiner alleinerziehenden Mutter so vorgelebt bekommen. Die Frau sorgt für die Familie, organisiert, denkt mit, ist immer für alle da und hat alles im Blick. Der Mann im Haus sorgt für vieles andere und auch für Sicherheit. Es ist schrecklich, was für altmodische Denkmuster wir oft tief im Inneren noch haben, obwohl wir es doch längst besser wissen! Aber wenn ich krankheitsbedingt für lange Zeit nicht alles schaffe, habe ich Sorge, dass mein Mann mich irgendwann weniger anziehend findet und jemanden bevorzugen könnte, der diese Beeinträchtigung nicht mitbringt.

Marianne: Diese Angst ist absolut nachvollziehbar. Viele Frauen kennen sie, und man muss sich dann einmal ehrlich die Frage stellen: „Unterstützt mein Partner mich wirklich im Haushalt oder macht er nur seinen eigenen Kram?“ Das macht einen großen Unterschied! Haushaltsaufgaben gelten für euch beide, und es ist toll, dass dein Mann dich dabei nicht hängen lässt.

»Ich will stark sein, aber manchmal bin ich einfach nur müde vom Stark sein.«

Hinweis: Wenn man als Frau das alte Rollenmodell der Partnerschaft auf den Prüfstand stellt, könnte der Partner zunächst kurz irritiert reagieren. Das ist verständlich: Wer Privilegien abgeben soll, fühlt sich erst einmal betrogen. Wichtig ist dann, ihm klarzumachen, dass eure Partnerschaft mit all ihren positiven Aspekten, aber auch mitsamt allen lästigen Aufgaben euer gemeinsames Projekt ist.

Caroline: Das Zusammenleben ist aber nur das eine. Das andere sind dann auch noch die körperlichen Veränderungen, die mich verunsichern. Menschen sind ja sehr visuell. Wenn mein Körper sich verändert und Einschränkungen sichtbar werden – was, wenn dann das Interesse meines Partners schwindet? Das ist eine doppelte Belastung für mich: die Krankheit und zusätzlich noch die Sorge, dass die Beziehung darunter leiden könnte.

Marianne: Viele Frauen mit chronischen Erkrankungen kennen genau diese Sorge, dass ihr Partner sie wegen der zu erwartenden körperlichen Veränderungen irgendwann nicht mehr attraktiv finden könnte. Was wichtig ist: Erzähle ihm von dieser Sorge, so wie du auch deine alltäglichen Belastungen ansprichst. Sag zum Beispiel: „Ich merke, dass sich mein Körper verändert, und ich habe Angst, dass du mich dann weniger anziehend finden wirst. Ich wünsche mir, dass wir darüber ehrlich sprechen können, weil ich dir vertrauen möchte." Oft ist es dann so, dass der Partner mit viel mehr Verständnis darauf reagiert, als man erwartet hätte. Er sieht dich ja nicht nur als Körper, sondern als die Frau, die er liebt, mit all deiner Stärke, deiner Verletzlichkeit und deiner Art, das Leben zu meistern. Und wenn du das Gefühl hast, dass er irritiert ist, dann sag ihm ganz deutlich, was du in diesem Moment brauchst. Manchmal reicht es schon, wenn er dir bestätigt, dass er dich begehrenswert findet, auch wenn sich dein Körper verändert. Dein Körper wird sich weiter verändern, das stimmt. Aber die Frage ist nicht, ob dein Partner jeden einzelnen Zentimeter an dir schön findet, sondern ob ihr euch nah bleibt. Und das erreicht ihr, indem ihr offen darüber sprecht, was euch verunsichert. So verliert diese Angst an Macht.

Caroline: Es ist also nicht meine Schwäche, sondern unser gemeinsames Thema?

Marianne: Ganz genau. Gleichzeitig müssen wir die Ängste beider Seiten ernst nehmen, auch die deines Partners. Wenn er beim Thema Haushalt nicht gleich verständnisvoll reagiert, dann vielleicht, weil er fürchtet, seine Hobbys aufgeben zu müssen, weniger Freizeit zu haben und irgendwann überfordert zu sein. Vielleicht blockt er das Thema deswegen ab. Euer beider Ängste sind real. Sie müssen ausgesprochen werden, damit sie nicht wie ein „stiller Elefant" im Raum stehen. Vielleicht stellt sich auch heraus, dass dein Partner sich wünscht, du hättest dich ihm gegenüber viel früher geöffnet.

Caroline: Aber wie fange ich das an? Wie formuliere ich meinen Wunsch nach mehr Unterstützung, ohne dass es nach einer Beschwerde klingt?

Marianne: Formuliere es vielleicht eher wie eine Einladung, nicht wie einen Vorwurf, zum Beispiel: „Mir ist unsere Beziehung und unsere Kommunikation sehr wichtig. Ich merke gerade, dass ich an meine Grenzen stoße, und würde mir wünschen, dass wir zusammen überlegen, wie wir die Aufgaben besser unter uns aufteilen, sodass ich besser zurechtkomme." Das ist keine Nörgelei, das ist Teamwork.

Caroline: Das stimmt, aber gleichzeitig merke ich, wie schwer mir das fällt. Ich habe das Gefühl, ich müsse mir Liebe verdienen, indem ich mich kümmere und Leistung bringe, indem ich funktioniere. Wenn ich das nicht tue, fühle ich mich weniger liebenswert oder sogar beinahe nutzlos.

Marianne: Und genau das ist der Denkfehler! Du bist ja keine Maschine und schon gar nicht eine Bedienstete, die nur Anerkennung bekommt, wenn alles tipptopp erledigt ist. Du bist ein wunderbarer Mensch, egal, ob die Wäsche gefaltet ist und der Boden glänzt oder nicht. Wenn du deine Liebe oder deinen Wert immer an Leistung knüpfst, wirst du dich immer fragen: „Bin ich genug?" Du kannst dir sicher sein: Du bist es, auch ohne perfekt zu sein.

Caroline: Ich spüre, dass es wahr ist, was du sagst. Und trotzdem sitzt diese Denkweise so tief, dass ich sie nicht so einfach ablegen kann. Aber vielleicht ist genau das der erste Schritt: es überhaupt einmal auszusprechen.

KAPITEL 04

TEIL 2

DIE LAST GEMEINSAM TRAGEN

Deine Partnerschaft kann eine wertvolle Ressource im Umgang mit dem Lipödem sein. Gleichzeitig weißt du wahrscheinlich selbst, dass sie dich genauso wie deinen Partner manchmal auch zusätzlich herausfordern kann. Es geht darum, eine Balance zu finden: Unterstützung anzunehmen, ohne sich abhängig zu fühlen, und dem Partner eine klare Rolle zuzuteilen, ohne dass er sich überfordert fühlt.

Marianne: Oft erwarten wir, dass unser Gegenüber uns von sich aus entlastet, ohne dass wir unsere Bedürfnisse klar aussprechen müssen. Das führt schnell zu Missverständnissen und zum Gefühl, alles allein tragen zu müssen.

Tipp: Es ist hilfreich, konkrete Bitten zu formulieren, die sofort verständlich sind, etwa: „Kannst du mir morgens beim Anziehen meiner Kompressionsstrümpfe helfen?“ statt nur: „Ich brauche mehr Unterstützung.“

Vielleicht kennst du auch die Unsicherheit deines Partners: Er möchte helfen, weiß aber nicht genau, wie. Das kann dazu führen, dass er resigniert oder ungeduldig reagiert. Sprich es an und erwähne dabei auch seine Seite. Fragen wie: „Wie geht es dir damit, mich zu unterstützen?“ oder „Gibt es etwas, das dir helfen würde, damit besser umzugehen?“ öffnen die Tür für mehr Verständnis und verhindern, dass sich Missverständnisse verfestigen.

Wichtig bleibt, dass du die Expertin für deinen eigenen Körper bist. Dein Partner kann dich begleiten, aber nicht das gesamte Management deiner Erkrankung übernehmen. Teile die Verantwortung bewusst, und nehmt euch regelmäßig Zeit, um den Alltag zu reflektieren: „Was hat heute gut funktioniert? Wo hätten wir es uns leichter machen können?“ So entsteht ein Miteinander, das trägt, statt zusätzlich zu belasten.

Tipp: Vergesst dabei auch euch beide nicht: Du und dein Partner, ihr braucht beide Pausen und Räume, in denen nicht immer nur die Erkrankung im Mittelpunkt steht. Eure Beziehung darf auch jenseits des Lipödems lebendig bleiben.

Wenn du offen über deine Bedürfnisse sprichst, Unsicherheiten mit deinem Partner teilst und kleine Rituale für den Austausch in eure Partnerschaft einbaust, kann sie dir eine große Stütze sein. Sie muss nicht an Überforderung zerbrechen, sie kann euch beide stärken.
Manchmal reicht es jedoch nicht aus, Probleme im Alltag anzusprechen. Gerade wenn tief sitzende Ängste, unausgesprochene Erwartungen oder alte Muster das Miteinander belasten, kann es hilfreich sein, sich professionelle Unterstützung zu holen. Ein Paar-Coaching wäre dann möglicherweise hilfreich: Es bietet einen geschützten Raum, in dem ihr beide lernen könnt, klarer zu kommunizieren, ohne in die Verteidigungshaltung zu gehen. Ihr könnt gemeinsam eure Gewohnheiten neu strukturieren, Aufgaben fairer verteilen, körperliche Unsicherheiten besprechen und Methoden des Zeitmanagements einüben, die euren Alltag erleichtern können. Das nimmt den Druck aus der Beziehung, weil ihr nicht gegeneinander kämpft, sondern euch mit klaren Absprachen, mehr Effizienz und weniger unausgesprochener Frustration als Team neu aufstellt.
Und manchmal lohnt es sich auch weiterzudenken: Wenn dein Partner regelmäßig Aufgaben übernimmt, die über das alltägliche Miteinander hinausgehen, ist es vielleicht auch an der Zeit, formale Unterstützung zu beantragen, zum Beispiel über einen Pflegegrad. Damit stehen euch finanzielle und praktische Hilfen zur Verfügung, die euch beide entlasten.

PFLEGEGRAD BEANTRAGEN – ENTLASTUNG FÜR BETROFFENE UND DIE PARTNERSCHAFT

Viele Menschen wissen nicht, dass auch bei chronischen Erkrankungen wie Lipödem, Lymphödem oder anderen Einschränkungen unter Umständen ein Pflegegrad beantragt werden kann. Ein Pflegegrad ist nicht dasselbe wie der Grad der Behinderung (GdB). Während der GdB festhält, in welchem Maß eine Person im Alltag beeinträchtigt ist, und zum Beispiel steuerliche Vorteile oder einen Schwerbehindertenausweis ermöglicht, zeigt der Pflegegrad, in welchem Ausmaß jemand im Alltag auf Unterstützung angewiesen ist. Entscheidend ist dabei nicht, ob man bettlägerig ist, sondern ob regelmäßige Hilfe notwendig ist – sei es beim Ankleiden, Duschen oder Eincremen, bei der Medikamenteneinnahme oder im Haushalt. Ein Pflegegrad kann also auch dann sinnvoll sein, wenn Partner oder Angehörige regelmäßig Pflegetätigkeiten übernehmen, die über das normale Zusammenleben hinausgehen.

Zu den Vorteilen eines Pflegegrads gehören ein monatliches Pflegegeld, wenn Angehörige die Pflege übernehmen, die Finanzierung der Hilfe durch ambulante Pflegedienste sowie zusätzliche Entlastungsleistungen wie zum Beispiel Haushaltshilfen. Der Pflegegrad und der GdB können parallel bestehen und ergänzen sich in ihren Leistungen.

Der Antrag läuft über die eigene Krankenkasse. Dafür reicht zunächst ein formloses Schreiben, in dem man den Pflegegrad beantragt. Im Anschluss folgt ein Termin für die Begutachtung durch den Medizinischen Dienst (MD). Dabei wird geprüft, welche Einschränkungen tatsächlich bestehen.

Tipp: Es ist sinnvoll, sich auf den Begutachtungstermin vorzubereiten, die Kriterien vorab zu überprüfen und ehrlich darzustellen, welche Unterstützung im Alltag wirklich benötigt wird. Viele Betroffene berichten, dass sie dazu neigen, ihre Situation im Gespräch zu beschönigen. Das kann dazu führen, dass der tatsächliche Bedarf unterschätzt wird.

Weitere Informationen und Unterstützung findet man bei der Pflegekasse oder Krankenkasse, bei Pflegestützpunkten, in Ratgebern der Verbraucherzentralen sowie bei der Unabhängigen Patientenberatung. Auch Selbsthilfegruppen und Communities sind wertvolle Anlaufstellen, weil dort oft konkrete Tipps zum Ablauf der Begutachtung weitergegeben werden.

Einen Pflegegrad erhält man nicht nur, wenn man schwer krank oder alt ist. Er kann bereits dann beantragt werden, wenn regelmäßig Hilfen notwendig sind und Angehörige Aufgaben übernehmen, die Zeit, Energie und Verantwortung kosten. Das Pflegegeld schafft in diesen Fällen eine wichtige Entlastung.

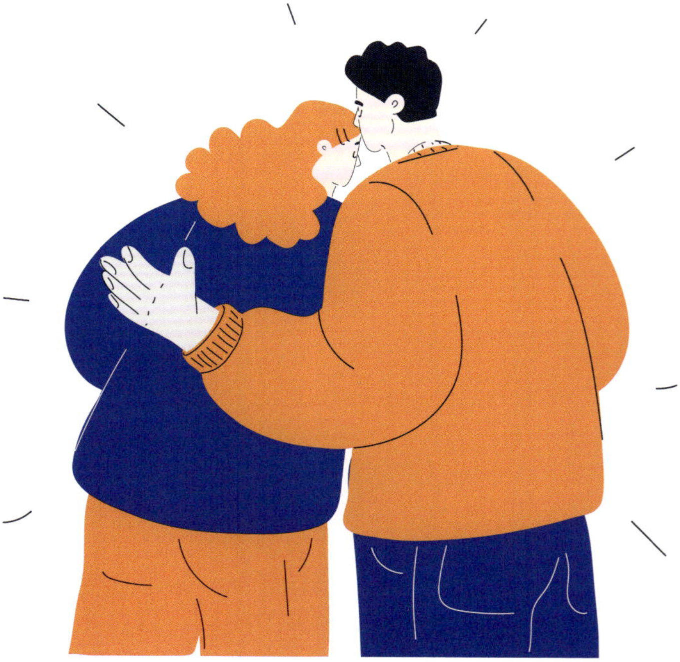

KAPITEL 04

TEIL 3

ARBEITSBLÄTTER

Das Arbeitsblatt zur Kommunikation deiner Bedürfnisse und deines Mental Load hilft dir, deine eigenen Bedürfnisse klarer zu erkennen, konkrete Bitten um Unterstützung zu formulieren und deine mentale Belastung zu reduzieren, indem du Aufgaben und Verantwortung bewusst verteilst. Das zweite Arbeitsblatt unterstützt dich dabei, dein soziales Umfeld zu reflektieren und herauszufinden, welche Personen dich stärken und wo du möglicherweise Grenzen setzen solltest, um deine mentale und körperliche Gesundheit zu schützen. Du findest die beiden Arbeitsblätter übrigens auch im Zusatzmaterial (siehe QR-Code).

Arbeitsblatt

Kommunikation deiner Bedürfnisse und deines Mental Load bei Lipödem

Deine eigenen Bedürfnisse erkennen

Was belastet dich im Alltag besonders, zum Beispiel Schmerzen, das Anziehen der Kompressionskleidung, Arzttermine, der Haushalt, die soziale Situation oder deine emotionale Erschöpfung? Notiere hier deine größten Belastungen:

____

____

____

Welche Unterstützung würde dir helfen, dich entlastet zu fühlen, zum Beispiel praktische Hilfe, emotionale Unterstützung, Motivation oder Planungshilfe? Notiere, in welchen Bereichen du dir Unterstützung wünschst:

____

____

____

Deine Bedürfnisse konkret formulieren

Nutze die folgenden Satzbausteine, um deine Wünsche und Bedürfnisse klar und konkret zu äußern:

— Ich fühle mich überfordert, wenn ______________________.
Es würde mir helfen, wenn du ______________________.

— Es fällt mir schwer, ______________________. Könntest du mich dabei unterstützen, indem du ______________________?

— Ich brauche deine Hilfe bei ____________________________, weil es für mich allein schwierig ist.

— Wenn du mich bei ____________________________ unterstützen würdest, würde ich mich entlastet fühlen.

Formuliere drei konkrete Bitten an dein Umfeld:

1. ____

2. ____

3. ____

Mental Load reduzieren und Aufgaben bewusst verteilen

Welche Aufgaben rund um deine Erkrankung und den Alltag liegen hauptsächlich bei dir, zum Beispiel das Organisieren von Arztterminen, das Pflegen der Kompressionskleidung, die Anpassung der Ernährung, der Haushalt, die Kinderbetreuung oder berufliche Aufgaben? Notiere, welche Aufgaben du aktuell allein erledigst:

____

____

____

Welche dieser Aufgaben könntest du an deinen Partner, deine Familie oder Freunde delegieren oder sie gemeinsam mit ihnen erledigen?

____

____

____

Gemeinsam reflektieren: Austausch mit deinem Partner oder Angehörigen

Nutze die folgenden Fragen für ein offenes Gespräch mit deinem Partner oder einer nahestehenden Person:

- Wie nimmst du meine Herausforderungen im Alltag wahr?
- In welchen Situationen möchtest du mich gern unterstützen?
- Fühlst du dich manchmal hilflos oder überfordert in Bezug auf meine Erkrankung?
- Wie können wir gemeinsam eine gute Balance zwischen Unterstützung und Entlastung finden?

Notiere hier Erkenntnisse aus dem Gespräch:

____

____

____

Ermutigung zum Weitergehen und nächste Schritte

Dein soziales Umfeld ist wie der Inhalt eines Kleiderschranks: Mit der Zeit wird manches zu eng, anderes passt einfach nicht mehr. Es lohnt sich, regelmäßig zu überprüfen: Wer tut dir richtig gut und wer raubt dir eher Energie? Bei den Menschen, die dich unterstützen, kann ein Dankeschön, eine kleine Geste oder gemeinsames Lachen Wunder wirken und die Verbindung stärken. Bei denen, die dir eher Energie rauben, musst du kein schlechtes Gewissen haben: Du darfst klare Grenzen ziehen, weniger Nähe zulassen oder deutlich sagen, was dir guttut oder nicht guttut. Deine Energie, deine Gesundheit und dein Wohlbefinden stehen im Mittelpunkt. Dein Umfeld kann eine fast unerschöpfliche Ressource sein, wenn du bewusst entscheidest, wem du wie viel Raum gibst. Du hast ein Recht auf Nähe und Distanz, nutze sie wie Power-Tools für dich.

Arbeitsblatt

Bestandsanalyse deines sozialen Umfelds

Wer ist Teil deines sozialen Umfelds?

Notiere die wichtigsten Bezugspersonen in deinem Leben, mit denen du regelmäßig zu tun hast. Das können Familienmitglieder, Freunde, Kollegen, Nachbarn oder medizinische Fachkräfte sein.

____

____

____

Welche Art von Unterstützung bekommst du von deinen Bezugspersonen?

Beantworte für jede Person folgende Fragen mit Ja oder Nein:

— Gibt mir diese Person emotionale Unterstützung?

— Hilft sie mir praktisch im Alltag?

— Hat sie Verständnis für meine Erkrankung und meine Bedürfnisse?

— Belastet mich der Kontakt zu ihr mehr, als dass er mir hilft?

— Fühle ich mich nach dem Kontakt mit ihr besser?

Meine Reflexion:

____

____

____

Welche Bezugspersonen sind wertvolle Ressourcen für dich?

Trage hier die Namen oder Rollen der Menschen ein, die dir am meisten helfen und dir besonders guttun. Überlege, wie du diese Beziehungen pflegen und vertiefen kannst.

____

____

____

Wie kannst du diese Unterstützung noch besser nutzen, welche konkreten Bitten könntest du äußern?

____

____

____

Wo solltest du Grenzen setzen?

Manche Beziehungen können belastend sein. Überlege, bei welchen Personen du Grenzen setzen solltest, um dich selbst zu schützen.

____

____

____

Was würde dir helfen, um den Umgang mit diesen Personen weniger belastend zu gestalten, zum Beispiel weniger Kontakt, eine klarere Kommunikation oder innere Abgrenzung? Notiere hier deine Strategie:

____

____

____

CAROLINES FALLBEISPIEL: SIE VERSTEHEN MEINE KRANKHEIT NICHT!

Vielleicht erlebst du es auch so wie ich: Du erklärst, dass dir morgens das Anziehen der Kompression schwerfällt, dass du manchmal so schwere Beine hast, dass langes Stehen für dich schmerzhaft und anstrengend ist oder dass du nach einem anstrengenden Arbeitstag schlicht keine Kraft mehr hast. Doch anstatt, dass man dir Verständnis entgegenbringt, hörst du Sätze wie: „Mit etwas mehr Sport wird das wieder.“, „So schlimm kann es nicht sein, du siehst doch gut aus. Du hast nicht so dicke Beine wie andere Betroffene.“ oder „Ich hab manchmal auch schwere Beine und stelle mich damit nicht so an.“ Solche Reaktionen tun weh, weil sie deine Belastung kleinreden und dir das Gefühl geben, dich rechtfertigen zu müssen. Wichtig ist, dass du in solchen Momenten nicht an dir zweifelst. Dein Umfeld spiegelt nicht deine Realität, sondern nur sein fehlendes Wissen oder seine eigene Hilflosigkeit wider. Menschen können nur verstehen, was sie kennen, und viele sehen beim Lipödem eben nur das Äußere, aber nicht das, was es dich jeden Tag an Kraft kostet. Hilfreich ist es, ihnen klar zu schildern, was deine Einschränkungen konkret bedeuten. Statt allgemein zu sagen: „Es ist anstrengend.“, kannst du verdeutlichen: „Wenn ich nach der Arbeit noch einkaufen gehe, habe ich abends so starke Schmerzen, dass ich die Nacht kaum schlafen kann. Wenn du das Einkaufen übernehmen würdest, hätte ich mehr Kraft für den nächsten Tag.“ Das macht deine Situation viel nachvollziehbarer.

Manchmal reicht das aber nicht, weil Vorurteile oder Unwissen zu tief sitzen. Dann kannst du dir Unterstützung von außen holen – zum Beispiel durch Informationsmaterial, Erfahrungsberichte anderer Betroffener oder ein gemeinsames Gespräch bei deiner Ärztin oder deinem Arzt. So bekommt dein Umfeld deine Realität nicht nur von dir selbst geschildert, sondern auch von einer unabhängigen Seite. Es gibt dazu ein Kapitel in meinem Buch „Diagnose Lipödem? Du bist nicht allein!“ darüber, wie man souverän mit Fachärzten sprechen kann. Es ist wichtig, dir immer wieder klarzumachen: Verständnis ist keine Gnade, sondern dein gutes Recht. Wenn Menschen in deinem Umfeld trotz wiederholter Erklärungen deine Grenzen und Bedürfnisse nicht respektieren, darfst du dich durch klare Absprachen, durch weniger Kontakt oder durch innere Abgrenzung schützen. Denn deine Energiereserven sind begrenzt, und du darfst sie dir für die Menschen aufheben, die dich mit deinen Belastungen wirklich sehen und dich stärken.

KAPITEL 04

TEIL 4

SEXUALITÄT UND KINDERWUNSCH

Das Lipödem ist eine vererbbare Krankheit – klar, dass man sich als Betroffene Gedanken darüber macht, ob man deshalb vielleicht ganz auf Kinder verzichten sollte. Aber was, wenn der Kinderwunsch groß ist? Es gibt einige Faktoren, die du nicht in der Hand hast, zum Beispiel die Genetik und wann oder wie sich bei deinem Kind eventuell Symptome zeigen können. Was du und dein Partner aber tun könnt, ist, euch vorzubereiten, Informationen zu beschaffen, medizinische Beratung einzuholen und einen Plan zu entwickeln für den Fall, dass euer Kind tatsächlich an Lipödem erkrankt.

Caroline: Die Sache mit dem Kinderwunsch: Ich habe Angst, dass ich meinem Kind etwas vererbe, weswegen es mich später hassen könnte. Es wäre schrecklich, wenn ich mitansehen müsste, wie es die gleichen leidvollen Schwierigkeiten durchmacht, oder wenn mein Partner sagt: „Dann lieber gar kein Kind."

Marianne: Bevor wir uns von der Angst überwältigen lassen, lass' uns in diese Gedanken zunächst noch etwas mehr Ordnung bringen. Stell' dir zwei Kreise vor: einen großen Kreis voller Sorgen, denen du ohnmächtig ausgeliefert bist, und darin einen kleineren Kreis mit Sorgen, auf die du vielleicht Einfluss nehmen kannst. Was liegt außerhalb des kleinen Kreises, also völlig außerhalb deiner Kontrolle? Das ist zum Beispiel eure Genetik, wann oder wie sich Symptome zeigen und die Meinung anderer Menschen. Diese Dinge kannst du nicht ändern. Lasse sie einfach mal liegen, das raubt dir sonst nur Energie. Jetzt der kleine Kreis: Was von den Dingen darin kannst du beeinflussen? Du kannst Infos einholen, medizinische Beratung suchen und einen Plan B aushecken für den Fall, dass bei eurem Kind Symptome auftreten. Du und dein Partner könnt euch überlegen, wie ihr als Eltern einfühlsam reagieren, Entscheidungen treffen und einander unterstützen könnt. Was in deiner Macht liegt, ist deine Haltung und euer Umgang miteinander. Konzentriere dich auf diesen kleinen Kreis, setze dort deine Power ein. Alles andere kann man getrost außer Acht lassen.

Caroline: Also weg vom „Was, wenn ..." hin zu „Falls es passiert, dann ..."

Marianne: Richtig. Sag deinem Partner zum Beispiel: „Ich habe Angst vor einer möglichen Vererbung. Wir können das nicht kontrollieren. Was wir kontrollieren können, ist, dass wir uns vorbereiten können. Ich wünsche mir, dass wir gemeinsam Informationen sammeln, feste Ansprechpartner suchen und besprechen, wie wir unser Kind stärken können, egal, was kommt." So befreist du dich aus der Lähmung durch die Angst und beginnst, proaktiv zu handeln und einen Notfallplan zu entwickeln.

Caroline: Und wenn mein Mann sagt, das sei zu pessimistisch gedacht?

Marianne: Dann schlage ich vor, es anders zu formulieren: „Für mich fühlt sich Vorbereitung wie echte Fürsorge an. Ich packe alles an, was ich beeinflussen kann, und kann den Rest getrost loslassen, statt stundenlang im Kopf meine Gedanken Karussell fahren zu lassen." Wer es ein bisschen spirituell mag, kann sich auch sagen: „Alles, was ich nicht ändern kann, gebe ich an das Schicksal ab und konzentriere mich auf das, was ich wirklich in der Hand habe."

Caroline: Wie spreche ich die Vererbungsangst am besten an, ohne dass es wie eine Entscheidung gegen Kinder klingt?

Marianne: Am besten mit einer Ich-Botschaft in drei Teilen: Gefühl – Bedürfnis – Bitte. Sag' zum Beispiel: „Ich bin verunsichert, weil ich an mögliche Risiken denke. Mir ist wichtig, dass wir gemeinsam informiert entscheiden und einen Plan haben. Können wir einen Termin ausmachen, um gut informiert unsere Optionen durchzugehen?" Damit vermeidest du Schwarz-Weiß-Denken („Kind: ja oder nein?") und setzt auf Prozesssicherheit: „Wir entscheiden bewusst, nicht aus der Panik heraus."

Caroline: Und was ist mit den Meinungen aus dem sozialen Umfeld, zum Beispiel der Familie, die fragt, wann es denn endlich so weit ist und wir Kinder bekommen, oder gegenteiligen Kommentaren wie: „Mit deiner Erkrankung ein Kind zu bekommen – ist das schlau?“

Marianne: Alles, was andere über dich sagen, verrät mehr über sie als über dich – über ihre Ängste, ihre Ansichten, ihre Aufklärung. Ein kurzer, klarer Satz kann helfen: „Danke für deine Sorge, aber wir entscheiden das informiert und gemeinsam.“ Da ist kein Rechtfertigungsmarathon vonnöten.

Caroline: Ich merke, dass mir die Klarheit guttut und mich etwas beruhigt. Trotzdem bleibt natürlich ein Rest Angst, den ich irgendwie nicht abschalten kann. Obwohl das Lipödem natürlich nicht die einzige Sorge bleibt, die man beim Kinderwunsch hat.

Marianne: Die Angst kann ja bleiben, weil es zu viel Kraft kosten würde zu versuchen, sie zu ignorieren, und weil sie ohnehin nie ganz verschwinden wird. Sie darf nur nicht (mehr) das Steuer übernehmen und dich aufwühlen. Stell' dir vor, sie bekommt einen Sitzplatz hinten im Auto, und auf dem Fahrer- oder Beifahrersitz sitzen du und dein Partner. Legt zudem einen kurzen Check-up-Termin für Kinderwunsch oder für andere wichtige Themen fest: um Wissen zu sammeln, Fragen zu klären, nächste Schritte zu besprechen, alles in einem klaren Rahmen.

Caroline: Was mache ich, wenn mein Mann einfach nicht über das Thema sprechen möchte?

Marianne: So reagieren Menschen oft nur aus Angst. Frage ihn einfach offen: „Was macht dir Sorgen, wenn wir das Thema angehen: Zeit, Überforderung, Angst, die falsche Entscheidung zu treffen?“ Höre ihm zu, validiere seine Antwort und geht dann Schritt für Schritt vor.

Tipp: Wenn sich der Partner langfristig jeglicher gemeinsamer Verantwortung entzieht, liegt das nicht an dir. Das ist ein Beziehungsproblem und kein Mangel deinerseits. Dann holt euch auch dafür externe Unterstützung, zum Beispiel Paar-Coaching, Mediation oder jemanden, der neutral moderiert. Du musst nicht alles allein stemmen, du darfst dir Hilfe holen und sie auch einfordern.

Caroline: Wie kann ich verhindern, dass ich einen Kontrollzwang entwickle und alles perfektionieren will? Gerade beim Thema Kinderwunsch habe ich Angst, Fehler zu machen, die man ein Leben lang bereuen könnte.

Marianne: Mach' dir bewusst, dass Vorbereitung und Kontrolle nicht dasselbe sind. Sicherheit bedeutet, sich zu informieren, hilfreiche Anlaufstellen zu suchen, medizinischen Rat einzuholen und mit dem Partner offen über alles zu sprechen. Das ist sinnvoll und stärkt euch beide. Ein krampfhafter Kontrollzwang hingegen entsteht meistens aus Angst und wird dich beim Versuch, alles bis ins letzte Detail steuern zu wollen, am Ende in die Erschöpfung treiben, weil vieles gar nicht planbar ist. Für den Alltag heißt das: Zerteile die große, überfordernde Aufgabe in kleine, klare Teilaufgaben und akzeptiere, dass „gut genug" oft mehr ist, als du denkst.

Caroline: Das fühlt sich reifer an, als alles mit sich selbst auszumachen.

Marianne: Das ist es auch – es ist gelebte Partnerschaft. Und noch etwas: Pass' auf dich auf, wenn deine Gedanken wieder in eine dieser Endlosschleifen geraten. Wenn du merkst, dass deine Gedanken mit „Was, wenn …?" beginnen, dann beantworte die Frage einmal konkret, lege sie dann beiseite und konzentriere dich wieder auf das, was du beeinflussen kannst. So gibst du der Angst Raum, ohne dass sie dich komplett vereinnahmen kann, und du und dein Partner könnt euren Kinderwunsch gemeinsam mit Klarheit und Ruhe angehen.

CAROLINES FALLBEISPIEL: UND DANN IST DA DIE SCHAM BEI INTIMITÄT …

Besonders in intimen Momenten, in denen Nähe und Berührung eine wichtige Rolle spielen, kann die Scham einen überwältigen. Auch ich habe das erlebt: die Angst davor, wie mein damaliger Mann reagieren würde, wenn es zur trauten Zweisamkeit kommen sollte und ich meine Kompressionsbestrumpfung ausziehen müsste. Überhaupt die Kompressionsbestrumpfung: Sollte ich sie noch schnell vorher ausziehen oder es vor ihm tun? Was, wenn das die Stimmung ruinieren würde? Fände er mich dann noch anziehend oder würde er sich fühlen, als habe er sich einen Pflegefall angelacht?

Scham entsteht oft durch Blicke, Kommentare oder Erwartungen aus der Vergangenheit, und sie bleibt bestehen, selbst wenn dein Gegenüber dich längst liebevoll so angenommen hat, wie du bist. Was also tun, wenn die Angst vor Ablehnung groß ist? Zunächst einmal solltest du anerkennen, dass deine Scham nicht „falsch" ist. Sprich mit deinem Partner darüber und teile ihm deine Angst mit, bevor sie dich lähmt. Oft erlebst du, dass dein Gegenüber gar nicht mit Abwehr, sondern mit Zuneigung und Verständnis reagiert.

Wenn du die Nähe mit deinem Partner meidest, weil in diesen Situationen die Scham am intensivsten ist, wird die Scham dadurch nicht einfach verschwinden. Aber jedes Mal, wenn du dich trotz deiner Unsicherheiten berühren lässt und zulässt, dass ein Mensch dich nicht als „krank" oder „unattraktiv", sondern als Partnerin sieht, heilen deine Selbstwahrnehmung und deine Seele ein kleines Bisschen. Scham verliert ihre Macht, wenn du dich zeigst. Oft merkst du dann: Dein Partner hat dich nie so kritisch betrachtet wie du dich selbst.

Doch was, wenn der Partner nicht so reagiert, wie du es dir erhoffst, sondern deinen Körper ablehnt? Ablehnung schmerzt, zeigt dir aber auch, dass dieser Mensch vielleicht nicht derjenige ist, der an deiner Seite sein sollte. Liebe bedeutet, gesehen und angenommen zu werden – nicht nur in schönen, sondern auch in verletzlichen Momenten. Wenn dein Gegenüber dazu nicht bereit ist, liegt das nicht an dir oder deinem Körper, sondern daran, dass er deine Stärke und Verletzlichkeit nicht tragen kann. Dann darfst du dich fragen, ob du dein Leben wirklich mit jemandem verbringen möchtest, der dich kleiner statt größer macht. Wahre Nähe entsteht nämlich dort, wo wir uns mit all unseren Seiten zeigen dürfen.

Wenn eine Trennung unvermeidbar ist

Wenn dein Partner sich dauerhaft weigert, in einen Dialog mit dir zu treten, darfst du dich ehrlich fragen, ob das wirklich eine Beziehung ist, die dich trägt, und auch eine Trennung in Erwägung ziehen. Sich zu trennen, ist ein radikaler Schnitt, der natürlich Angst macht, aber keiner, den du allein durchstehen musst. Gerade im Falle einer Trennung gibt es professionelle Begleitung, private Netzwerke und im Alltag mit Kindern auch das Jugendamt oder andere Stellen, die dich unterstützen können. Nimm alle Hilfe an, die du bekommen kannst und die dir zusteht. Und denke daran: Therapien sind nicht nur in Krisensituationen wertvoll.

Sie können auch vorbeugend wirken, Raum für Reflexion schaffen und dir und deiner Partnerschaft Pausen ermöglichen, in denen ihr Dinge bewusst verarbeiten könnt. Wenn du gerade keinen Partner hast, ist ein Date mit dir selbst, Zeit nur für dich, genauso wichtig und heilend.

»Scham verliert ihre Macht, wenn du dich zeigst.«

05

05

DER FEIND IN MEINEM KOPF – UMGANG MIT SELBSTHASS

KAPITEL 05

TEIL 1

DIESER KÖRPER GEHÖRT NICHT ZU MIR

Viele Lipödem-Betroffene meiden den Blick in den Spiegel, weil sie ihren Körper ablehnen, manchmal sogar hassen. Ihr Blick richtet sich immer sofort auf ihre „Problemzonen" – die schönen Körperpartien, die sie haben, nehmen sie gar nicht wahr. Sie sehen ihren Körper durch eine gedankliche Brille, die sie sich über die Jahre zu eigen gemacht haben, obwohl diese Brille das Ergebnis überholter Rollenbilder, unrealistischer Schönheitsideale und kränkender Sprüche ist und die Realität stark verzerrt. Schluss damit: Wir dürfen lernen, diese Brille abzusetzen!

Marianne: Caro, wenn du einverstanden bist, dann lass' uns jetzt mal über dein Selbstbild reden. Viele Frauen mit Lipödem erzählen mir, dass sie ihren eigenen Körper manchmal richtiggehend ablehnen. Manchmal tun sie es so sehr, dass sie sich kaum noch im Spiegel anschauen können. Kennst du diese Momente auch?

Caroline: Leider ja. Es gab Zeiten, in denen ich mich im Spiegel angesehen und nur gedacht habe: „Was ist nur aus dir geworden? Wo kommt das alles her? Habe ich mich wirklich so gehen lassen?" Ich habe nicht meinen Körper gesehen, sondern eine Version von mir, die ich nicht ertragen konnte: zu viel, zu groß, zu massig. Es kam so weit, dass ich den Spiegel gemieden oder mich stark geschminkt habe, um den Blick von meinem Körper abzulenken und ihn auf das Wenige zu richten, was mir an mir noch gefiel. Auch meine Selbstfürsorge litt unter meiner wachsenden Ablehnung meinem Körper gegenüber. Ich löste mich gedanklich immer weiter von

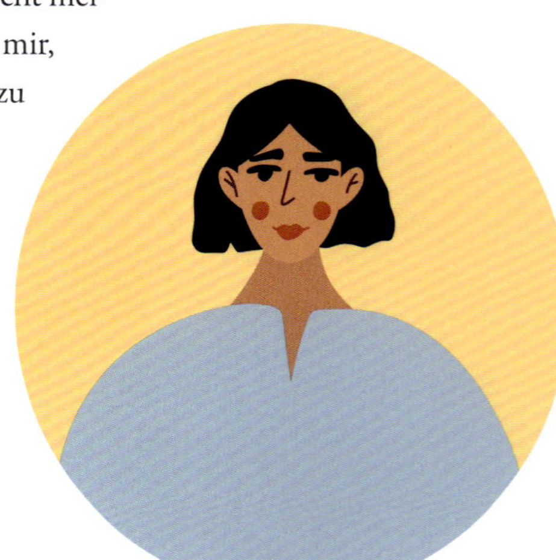

diesen Körperteilen, bis ich sie beim Eincremen beispielsweise einfach vergaß oder mich dabei ertappte, sie zu verfluchen. Diese Emotionen standen jedoch in keinem Verhältnis zur tatsächlichen Optik. Es war ein fundamentaler Kampf mit mir selbst, ohne Regeln oder Güte.

Marianne: Das klingt sehr schmerzhaft. Wenn der Blick in den Spiegel nicht neutral, sondern anklagend ist, kann das sehr belastend sein. Erinnerst du dich, wann diese Gedanken besonders stark waren?

Caroline: Meistens gab es bestimmte Auslöser: einen verletzenden Spruch aus meinem Umfeld, ein unvorteilhaftes Foto oder einfach einen Tag mit starken Schmerzen. Dann war ich nicht nur körperlich erschöpft, sondern auch seelisch völlig am Boden. Automatisch kamen dann Gedanken wie: „Du bist fett und du bist selbst an alledem schuld."

Marianne: Genau das ist das Gemeine daran: Diese Gedanken schleichen sich über Jahre hinweg ein, bis sie uns als die absolute Wahrheit erscheinen. Dabei sind sie meist nichts weiter als das Echo einer Gesellschaft, die selbst von alten Rollenbildern, unrealistischen Schönheitsidealen und all den abwertenden Kommentaren geprägt wurde, die wir alle schon als Mädchen gehört haben.

Caroline: Ich glaube, bei mir hat es schon früh angefangen. Schon als Kind wurde mein Körper ständig bewertet, da alle Frauen meiner Familie ein Gewichtsproblem hatten und man es mir nicht auch noch wünschte. Das Gewichtsmanagement wurde jedoch aus Zeitmangel oder auch aus Überforderung mir selbst in die Hände gelegt. Aus heutiger Sicht empfinde ich das als eine nahezu unbewältigbare Aufgabe für ein Kind. Als ich dann Teenager wurde, stieg mein Gewicht immer mehr. Je mehr ich versuchte, „Problemzonen" zu kaschieren oder zu verstecken, desto größer wurde meine Scham. Irgendwann sah ich mich selbst nur noch durch diese kritische Brille. In meinen Augen war ich eine einzige Problemzone auf zwei Beinen.

Marianne: Diese „gedankliche Brille" verändert und verzerrt, wie du alles wahrnimmst, auch deine eigenen Erfolge. Selbst wenn du etwas geschafft hast und stolz auf dich sein könntest, lässt deine „gedankliche Brille" dich deinen Erfolg nur winzig klein im Hintergrund, deine körperlichen „Problemzonen“ aber riesengroß im Vordergrund sehen. Du sagst dir selbst: „Ja, du hast es geschafft, aber dein Körper sieht trotzdem nicht so aus, wie er sein sollte.“ Unser Gehirn ist ein Meister darin, Muster zu erkennen und zu verwenden. Wenn wir jahrelang gelernt haben, dass unser Körper nicht „perfekt“ ist oder dass wir nur dann wertvoll sind, wenn wir bestimmten Schönheitsidealen entsprechen, übernimmt unser Gehirn dieses Muster automatisch als Maßstab. Wir betrachten alles, was wir tun, durch diese verzerrende „Brille“, sogar Erfolge. Dadurch entsteht das Gefühl, dass nichts Positives an uns wirklich zählt, weil der Fokus immer auf dem liegt, was vermeintlich „falsch“ ist. Kurz gesagt: Dein Kopf spielt dir einen Streich. Er bewertet nicht objektiv, sondern nach alten, von außen vorgegebenen Regeln, die längst überholt sind. Das ist ganz normal. Aber wir dürfen lernen, diese Brille abzusetzen oder sie zumindest zwischendurch einmal abzunehmen.

Caroline: Ja, diese „gedankliche Brille“ wirkte wie ein Störsender im Kopf: Ich konnte zehn Kilometer laufen, aber trotzdem schlich sich nach anfänglichem Stolz wieder der Gedanke ein: „Wärst du schlanker, wärst du auch schneller. Du bist und bleibst für immer die Dicke.“ Anstatt stolz auf mich zu sein, rückte ich sofort wieder den Makel in den Fokus. Als wäre alles, was ich erreicht habe, weniger wert, nur weil ich nicht dem Ideal entspreche.

Marianne: Das ist deine innere Kritikerin. Sie erkennt nie an, was du leistest, sondern sucht nur nach Beweisen für deine vermeintlichen Schwächen. Aber sie sagt nicht die Wahrheit. Sie erzählt nur eine alte Geschichte aus längst vergangener Zeit, die du jetzt neu schreiben darfst.

Caroline: Das anzuerkennen, war ein schmerzhafter Lernprozess. Ich habe irgendwann gemerkt, dass diese Stimme in meinem Kopf nicht ich bin. Sie ist vielmehr ein Sammelsurium aus Kommentaren aus meiner Vergangenheit, aus der Diätkultur und meinem Leistungsdenken. Jetzt musste ich mich entscheiden, ob ich ihr weiter glauben wollte oder nicht.

Marianne: Das ist ein riesiger und mutiger Schritt nach vorn, denn sobald du beginnst, diese Gedanken zu hinterfragen, verlieren sie ein Stück ihrer Macht über dich.

Caroline: Ich habe ja von dir gelernt, mit mir wie mit einer Freundin zu reden. Diese Freundin würde wahrscheinlich jetzt zu mir sagen: „Es ist okay, dass du dich heute nicht wohlfühlst. Du hast Schmerzen, du bist müde, aber schau, was du dennoch alles bis jetzt in deinem Leben geschafft hast. Du darfst stolz sein, auch wenn du keine olympische Zeit gelaufen bist."

Marianne: Das ist der richtige Weg: der inneren Kritikerin nicht länger das Ruder zu überlassen, sondern es selbst zu übernehmen.

Caroline: Ich bin so müde davon, mich selbst kleinzumachen. Ich habe keine Lust mehr, nur aus Problemzonen zu bestehen. Ich will mich endlich wieder als Mensch sehen und wieder eine gesunde Beziehung zu mir und meinem Körper haben. Meine Seele ist müde von dieser Ablehnungshaltung.

Marianne: Dann fang an, die innere Kritikerin in ihre Schranken zu weisen.

»Weise deine innere Kritikerin in ihre Schranken und fang an, dich und deinen Körper wertzuschätzen.«

KAPITEL 05

TEIL 2

GIBT ES DEN PERFEKTEN KÖRPER?

Vielleicht kennst du diesen Blick in den Spiegel, der einen sofort ins Herz trifft, diese Gedanken: „Das kann doch nicht für immer mein Körper sein" oder „Wenn ich nur endlich schlanker und unauffälliger wäre, wäre mein ganzes Leben leichter." Die Sehnsucht nach einem Körper, der sich leicht anfühlt und nicht jeden Tag schmerzt oder einen ständig einschränkt, ist nur menschlich. Aber genau dort lauert eine gefährliche Falle: Wenn du dein Glück an ein Idealbild knüpfst, das in deinem Kopf entstanden ist und von Schönheitsnormen, Social Media und all den Stimmen genährt wird, die dir dein Leben lang gesagt haben, wie ein Körper „sein muss", dann kann selbst eine körperliche Veränderung dieses Bedürfnis nie wirklich stillen.

Marianne: Nehmen wir zum Beispiel die Liposuktion: Sie kann deine Schmerzen lindern und Bewegung erleichtern. Sie kann dein Verhältnis zu deinem Körper positiv beeinflussen, aber nur, wenn du gleichzeitig auch innerlich daran arbeitest, dich selbst wieder als wertvoll zu sehen. Wenn dein Fokus jedoch ausschließlich darauf liegt, wie du danach aussehen wirst, läufst du Gefahr, bald den nächsten vermeintlichen „Makel" zu finden, und alles beginnt wieder von vorn.

Tipp: Frage doch einmal Menschen in deinem Umfeld, die du als schön empfindest, ob sie sich selbst auch so sehen. Du wirst erstaunt sein, wie viele von ihnen von ihren eigenen Unsicherheiten erzählen werden, vermeintlichen „Makeln", die du niemals so wahrgenommen hättest, wie die Personen selbst es tun, und bei denen du ihnen entschieden widersprechen würdest.

Manche Menschen sind zwar vielleicht mit ihrem Körper zufrieden, hadern dafür aber damit, nicht intelligent genug zu sein oder zu wenig Selbstvertrauen zu haben, oder sie haben generell Angst, nicht gut genug zu sein. In Wirklichkeit haben alle Menschen ihre Unsicherheiten. Du bist also nicht „defekt", und du bist auch bei Weitem nicht die Einzige, der es so geht. Du bist nur besonders kritisch dir selbst gegenüber. Viele Menschen – ob mit Lipödem, mit Adipositas oder einfach getrieben durch den Zwang zur ständigen Selbstoptimierung, die unsere Gesellschaft einfordert – kämpfen mit tiefem Zweifel am eigenen Körper. Aber unsere Körper sind viel mehr als das, was wir im Spiegel sehen. Sie sind unser Zuhause. Sie tragen uns, fühlen für uns und erleben für uns. Sie sind eng mit unseren Erfahrungen verknüpft, mit Schmerz, Lust, Scham und Stolz. Wenn wir verletzt werden, zeigen sie Narben. Wenn wir erschöpft sind, senden sie Signale.

Hinweis: Tatsache ist, das Ideal, das du vielleicht vor Augen hast, wurde nicht für dich geschaffen, sondern es wurde erschaffen, um Produkte zu verkaufen. Es ist ein Konstrukt aus Filtern, Retuschen, sündhaft teuren Werbekampagnen und jahrzehntelanger Konditionierung. Eine überaus gefährliche Mischung. Denn während du immer wieder versuchst, diesem Ideal zu entsprechen, verlernst du oft, auf die Signale deines Körpers zu achten. Du beginnst, ihn als Gegner statt als Heimat zu sehen.

Ein „guter" Körper ist jedoch keiner, der einem Ideal entspricht. Ein „guter" Körper ist vielmehr einer, der atmet und lebt, der dich trotz Krankheit, trotz Schmerz und trotz Ballast durch deinen Alltag bringt. Er kann zwar manchmal streiken, aber er lässt dich spüren, dass du am Leben bist. Wenn du beginnst, deinem Körper wirklich „zuzuhören", wirst du entdecken, dass er dich nicht im Stich lässt, sondern dich wissen lässt, wenn etwas deine Aufmerksamkeit benötigt. Er schützt dich, reagiert und hält aus. Deine Selbstfürsorge beginnt, wenn du lernst, deinen Körper als Überlebenskünstler zu respektieren. Es lohnt sich, mit deinem Körper ein Bündnis zu schließen, auch wenn es nicht immer einfach ist. Im Kontext von Lipödem bedeutet das anzuerkennen, dass dein Körper durch eine chronische Erkrankung geprägt ist, aber trotzdem dein Körper bleibt. Du musst ihn nicht lieben, um gut mit ihm umzugehen. Es reicht, wenn du ihm mit Respekt begegnest.

KAPITEL 05

TEIL 3

ÜBUNG

Die folgende Übung hilft dir, ungesunde oder limitierende Glaubenssätze über deinen Körper zu identifizieren, zu hinterfragen und durch förderliche, realistische und positive Überzeugungen zu ersetzen.
Sie fördert das Bewusstsein für die eigenen Denkmuster und stärkt das Selbstmitgefühl. Du benötigst dafür ein Notizbuch oder ein Blatt Papier und einen Stift.

Arbeitsblatt

Dekonstruktion von Glaubenssätzen über deinen Körper

Identifikation solcher Glaubenssätze

Setze dich an einen ruhigen Ort und schließe für einen Moment die Augen. Atme tief ein und aus, um dich zu entspannen. Überlege nun, wie du über deinen Körper denkst. Welche Worte, Gedanken oder Überzeugungen kommen dir in den Sinn, wenn du an deinen Körper denkst? Schreibe alles auf, was dir einfällt. Es können sowohl positive als auch negative Glaubenssätze sein.

Mögliche Fragen, die dir helfen könnten:

— Was denke ich, wenn ich in den Spiegel schaue?

— Welche negativen oder kritischen Gedanken kommen oft auf, wenn ich an meinen Körper denke?

— Welche Aussagen habe ich von anderen Menschen über meinen Körper gehört, die ich übernommen habe?

Beispiele für Glaubenssätze könnten sein:

- Mein Körper ist nicht gut genug.
- Ich muss schlank sein, um wertvoll zu sein.
- Mit Lipödem kann ich nicht fit werden.
- Ich hasse meine Beine.

Hinterfragen der Glaubenssätze

Nimm nun jeden Glaubenssatz, den du aufgeschrieben hast, und frage dich:

1. **Woher kommt dieser Glaubenssatz?** Habe ich diesen Gedanken von jemandem übernommen (Familie, Freunde, Medien oder Gesellschaft)?
2. **Ist dieser Glaubenssatz wahr?** Gibt es Beweise, die diesen Glaubenssatz unterstützen, oder gibt es Gegenbeweise?

ÜBUNG

3. **Welche Auswirkungen hat dieser Glaubenssatz auf mich?** Wie fühle ich mich, wenn ich diesen Gedanken denke (zum Beispiel traurig, wütend, frustriert oder hilflos)?
4. **Welche Konsequenzen hat dieser Glaubenssatz für mein Leben?** Hat dieser Gedanke positive oder negative Auswirkungen auf meine Entscheidungen und mein Verhalten, hindert er mich zum Beispiel daran, für meinen Körper zu sorgen?

Schreibe deine Antworten auf. Diese Reflexion hilft dir, den Ursprung deiner Glaubenssätze und die Wahrheit dahinter zu erkennen und zu verstehen.

Umformulierung in positive und realistische Überzeugungen

Nun, da du den Ursprung und die Auswirkungen deiner Glaubenssätze besser verstehst, formuliere sie um. Frage dich zu jedem einzelnen Glaubenssatz:

— Wie kann ich diesen Glaubenssatz in eine förderliche und unterstützende Überzeugung umwandeln?

— Was ist eine realistische und freundliche Denkweise über meinen Körper?

Beispiele:

- Statt „Mein Körper ist nicht gut genug" könntest du denken: „Mein Körper ist einzigartig und verdient es, mit Respekt und Liebe behandelt zu werden."
- Statt „Ich muss perfekt aussehen, um wertvoll zu sein." könntest du denken: „Ich bin wertvoll, unabhängig davon, wie ich aussehe."
- Statt „Ich hasse meine Beine." könntest du denken: „Meine Beine sind ein Teil meines Körpers, und es ist genetisch bedingt, wie sie aussehen. Ich habe sie mir nicht ausgesucht, aber ich akzeptiere sie als Teil von mir."

Schreibe diese neuen, positiven Glaubenssätze auf. Wiederhole sie regelmäßig, um sie zu verinnerlichen.

Integration in den Alltag

Überlege dir, wie du diese neuen Überzeugungen in deinem Alltag umsetzen kannst. Wie kannst du dich aktiv daran erinnern, freundlich und liebevoll mit deinem Körper umzugehen? Es kann hilfreich sein, dir einen täglichen Moment der Achtsamkeit zu schaffen, um deine positiven Überzeugungen zu reflektieren. Beispiele für die Integration in den Alltag:

- Beginne deinen Tag mit einer positiven Körperaffirmation.
- Wenn du dich im Spiegel siehst, erlaube dir, deinen Körper ohne Urteil zu betrachten.
- Lobe dich für kleine Schritte der Selbstfürsorge wie gesunde Ernährung oder Bewegung.

Rückblick

Schreibe nach einigen Wochen der Praxis einen kurzen Rückblick auf diese Übung. Welche Veränderungen bemerkst du jetzt in deinem Denken und Fühlen? Fühlst du dich nun mehr im Einklang mit deinem Körper? Gibt es neue Glaubenssätze, die du entwickelt hast, oder alte, die immer noch präsent sind? Diese Reflexion hilft dir, deinen Fortschritt zu erkennen und den Heilungsprozess weiter in Gang zu halten.

Tipp: Die Dekonstruktion von Glaubenssätzen über den Körper ist ein fortlaufender Prozess. Sei geduldig mit dir selbst und erkenne an, dass jede Veränderung Zeit braucht. Indem du negative Glaubenssätze hinterfragst und durch gesunde, selbstfürsorgliche Überzeugungen ersetzt, kannst du ein neues, respektvolleres Verhältnis zu deinem Körper aufbauen.

CAROLINES FALLBEISPIEL: DIE SELBSTWAHRNEHMUNG UMPROGRAMMIEREN

Ich möchte dich mitnehmen zu einem Moment meines Lebens, der mein eigenes Verhältnis zu meinem Körper nachhaltig verändert hat. Ich war damals Teil eines TV-Experiments: vier Frauen, ein Raum, ein Vorhang und dahinter ein Phantomzeichner, der Porträts von uns nur anhand von Beschreibungen anfertigen sollte. Klingt spannend? War es auch, aber vor allem war es entlarvend.

Zuerst wurde ich gebeten, mich selbst zu beschreiben. Ich hielt dabei einen Spiegel in der Hand, schaute mich an und plötzlich war mein Fokus nur noch auf all meine vermeintlichen Fehlerchen gerichtet. Die Nase war zu groß, mein Doppelkinn störte mich und meine Stirn war schon immer zu niedrig – so sagte meine Mutter zumindest immer. Kein einziges gutes Wort fand ich über meinen Körper. Kein „Ich habe wunderschöne, große, leuchtend grüne Augen." oder „Ich habe ein herzliches Lächeln.", stattdessen: Kleinreden, Unsicherheit und Selbstzweifel.

Im zweiten Durchgang sollte ich dann eine der anderen Frauen beschreiben. Was mir an ihnen auffiel? Ihre sanfte Ausstrahlung, ihr sympathisches Lächeln, ihre Präsenz. Kein Gedanke an Falten oder Unregelmäßigkeiten, nur meine Wertschätzung und ein liebevoller Blick, den ich durch die freundlichen Gespräche mit diesen Frauen den Tag über gewonnen hatte. Der Phantomzeichner fertigte auch davon ein Bild an.

Am Ende wurden uns die beiden Porträts von jeder von uns nebeneinander gezeigt – das, was nach unserer eigenen Beschreibung gezeichnet worden war, und das, was nach der Beschreibung durch die anderen angefertigt worden war. Die Diskrepanz zwischen beiden Bildern von mir traf mich wie ein Schlag! Wir sind so grausam zu uns selbst und gehen gnadenlos kritisch mit uns ins Gericht, so viel härter, als es nötig wäre. In diesem Moment erkannte ich: Ich muss mir selbst erlauben, schön zu sein. Ich muss üben, mich selbst mit den freundlicheren Augen zu sehen, mit denen andere auf mich schauen. Seitdem versuche ich stetig, mein Gehirn umzuprogrammieren. Es ist nämlich von Natur aus darauf getrimmt, Fehler zu suchen. Evolutionär war das überlebenswichtig, heute steht es uns jedoch oft im Weg. Wir können uns aber bewusst umkonditionieren, es braucht nur etwas Zeit und Übung.

Tipp: Wenn du das nächste Mal deinen Unterbauch, deine Arme oder Beine anblickst und denkst: „Ich kann das so nicht akzeptieren!", dann mach' bitte Folgendes: Stell' dich vor den Spiegel und nenne fünf Dinge an deinem Körper, die du schön findest. Schreibe sie mit einem (günstigen) Lippenstift direkt auf den Spiegel oder auf einen Haftnotizzettel, den du auf den Spiegel klebst. Sage sie dir laut vor. Das wird dir zunächst vielleicht komisch vorkommen. Vielleicht wirst du lachen oder zweifeln. Aber je öfter du das machst, desto mehr wird dein Gehirn lernen, das Schöne und Positive an dir zu sehen.

Sprich mit deinem Partner darüber, welche Körperstellen er an dir schön findet. Frage ihn, was dich für ihn attraktiv macht. Lasse diese Perspektiven in dich einsickern, nicht, weil du Bestätigung brauchst, sondern weil du sehen darfst, was du selbst oft übersiehst. Und vor allem: Höre nicht auf, deine Selbstwahrnehmung Stück für Stück wieder von den dunklen Wolken frei zu machen und zu üben, dich selbst zu loben und dich zu akzeptieren. Es wird nicht von heute auf morgen passieren, aber es ist möglich. Du hast jedes Recht der Welt, dich schön zu finden – genau jetzt und genauso, wie du gerade bist!

06

06

UMGANG MIT SCHMERZEN UND KÖRPERLICHEN EINSCHRÄNKUNGEN

KAPITEL 06

TEIL 1

SCHMERZEN – ENDLICH KONTROLLE ZURÜCKGEWINNEN

Schmerzen können sich wie ein Schatten über dein Leben legen, dir Kraft und den Schlaf rauben und die Angst nähren, dass es immer schlimmer werden könnte. Vielleicht kennst du dieses Grübeln, wann wohl der nächste Schub kommen wird, oder die Sorge, wieder dadurch ausgebremst zu werden. Lerne, den Schmerz zu verstehen, seine Muster zu erkennen, und lass' uns dir Wege zeigen, wie du immer mehr die Kontrolle über ihn zurückgewinnen kannst. Denn auch wenn du nicht alles beeinflussen kannst, bist du nicht hilflos – du hast mehr in der Hand, als du im Moment meinst.

Caroline: Es fällt mir schwer, über meine Schmerzen zu sprechen, weil sie so unterschiedlich sein können. Manchmal sind sie stechend, als würde mir jemand mit riesigen Nadeln in die Beine piksen. Dann wieder fühlt es sich an wie ein dumpfer Druck, ein nervöses Ziehen oder eine extreme Schwere, als würden meine Beine gleich platzen. Oft kommt die Angst hinzu: „Wenn es jetzt schon so schlimm ist, wie wird es dann erst in ein paar Jahren sein? Was, wenn ich irgendwann gar nicht mehr laufen kann?“

Marianne: Wie fühlt sich dieser Schmerz im Alltag für dich an – eher wie ein Feind, der dich lähmt, oder wie ein Signal, das dir etwas zeigen will?

Caroline: Meist wie ein Feind, wie ein launisches Biest im eigenen Körper. Es überfällt mich, macht den Schmerz manchmal unberechenbar und raubt mir die Kontrolle. Ich habe Angst, dass dieses Biest mich irgendwann ganz übernimmt und ich nur noch um es herum planen kann.

Marianne: Ich spüre, wie präsent deine Angst ist, und ich möchte dir eine neue Perspektive anbieten: Dein Schmerz ist nicht einfach nur „zufällig". Er ist wie ein kleiner, lästiger Bote, der dir etwas sagen will, vielleicht: „Hey, hier läuft gerade zu viel!", sei es Überlastung, Anspannung, Entzündungsprozesse, falsche Ernährung, hormonelle Schwankungen oder Stress. Du bist dem Schmerz also nicht hilflos ausgeliefert, sondern dein Körper kommuniziert über ihn mit dir. Je mehr du lernst, seine Sprache zu verstehen, desto leichter wird es dir fallen, ihm zu antworten, statt nur auf ihn zu reagieren. Du kannst wieder die Regie übernehmen, statt dich vom Schmerz herumkommandieren zu lassen.

Caroline: Das klingt schön, aber auch schwer. Im Moment fühle ich mich eher machtlos.

Marianne: Machtlos ja, aber nicht hilflos. Das ist ein Unterschied. Wir können nicht alles kontrollieren, aber wir können beobachten, welche Faktoren deinen Schmerz verstärken oder lindern. Dabei hilft ein Schmerzprotokoll.

Tipp: In einem Schmerzprotokoll (siehe Seite 146) könntest du zum Beispiel jeden Tag kurz notieren:

- Wann treten die Schmerzen auf?
- Wie stark sind sie?
- Was hast du davor gemacht beziehungsweise erlebt? Bist du gestanden, gesessen, hast du etwas gegessen oder hattest du Stress?
- Welche Maßnahmen hast du ausprobiert, um mit dem Schmerz fertigzuwerden (zum Beispiel Kompression, Shakti-Matte, leichte Bewegung oder Ruhe)?

So zeichnen sich nach und nach Muster ab. Diese Muster wiederzuerkennen, gibt dir ein Stück weit das Gefühl zurück, die Kontrolle über den Schmerz zu haben.

Caroline: Also weg von der Angst hin zum aktiven Beobachten?

Marianne: Genau! Schluss mit dem Katastrophenkino im Kopf, her mit dem Gefühl: „Ich kann etwas bewegen, wenn ich beginne, meinem Körper zuzuhören." Wenn du merkst, dass dir nach langem Sitzen die Beine schwer werden, aber schon eine kleine Bewegungseinheit, zum Beispiel im Wasser, Erleichterung bringen kann, dann bist du nicht mehr machtlos. Du hast das Steuer wieder in der Hand und weißt genau, wie du deinem Körper helfen kannst. Du bist dann wieder die Kapitänin deines eigenen Wohlbefindens.

Caroline: Das gibt mir ein bisschen Hoffnung. Es fühlt sich an, als wenn man schlauer als der Schmerz werden könnte und wieder mehr die Kontrolle über ihn hätte.

Marianne: Dein Schmerz ist echt, und trotzdem kannst du, wenn du möchtest, lernen, ihn nicht nur passiv zu ertragen, sondern aktiv zu steuern, wie du mit ihm umgehst. Jeder kleine Aha-Moment, jede Beobachtung zeigt dir: „Ich kann etwas verändern." Jedes Mal, wenn du dir selbst hilfst, wird dieses Gefühl stärker: „Ich bin nicht hilflos, ich habe die Kontrolle." Du bist dann nicht mehr nur Betroffene, sondern du bist Gestalterin deiner eigenen Bewältigungsstrategien.

Caroline: Das klingt nach einem langen Weg, aber auch nach einem, den ich gehen kann.

Marianne: Wir können gemeinsam schauen, welche Strategien für dich geeignet sind und funktionieren. Du darfst dir auch Unterstützung holen, zum Beispiel durch Hilfsmittel, Apps oder kleine Übungen. Dein Schmerz hat eine Stimme, aber du hast das letzte Wort!

KAPITEL 06

TEIL 2

SCHMERZEN BEGEGNEN OHNE ANGST IM ALLTAG

Schmerzen sind nicht nur ein körperliches Phänomen, sondern können dein ganzes Leben bestimmen. Sie belasten deinen Körper und deine Seele. Besonders bei chronischen Schmerzen entsteht leicht das Gefühl, machtlos zu sein, als würde dein Alltag jederzeit vom nächsten Schub bestimmt. Doch so ausgeliefert, wie es sich anfühlt, bist du nicht.

Marianne: Oft entsteht diese Angst aus der Erfahrung wiederkehrender, starker Schmerzen. Allein der Gedanke „Was, wenn sie heute wieder losgehen?“ kann lähmen. Vielleicht vermeidest du deshalb Situationen, die dir früher Freude bereitet haben: dich in der Stadt auf ein Eis mit Freunden zu treffen, lange Ausflüge, Konzertgänge oder sportliche Aktivitäten. Dich bremst die Sorge aus, dass die Schmerzen währenddessen schlimmer werden könnten, du Pausen brauchen könntest, zu oft auf eine Toilette gehen und wegen der Kompression zu lange wegbleiben müsstest oder es eine zu große Belastung für dich werden könnte. Hypervigilanz, also die ständige innere Beobachtung deines eigenen Körpers, kann dich zusätzlich belasten. Dann bist du ständig „auf Alarm“, wartest auf den nächsten Schmerz und traust dich kaum, diese Alarmbereitschaft abzulegen, aus Sorge, dass er dich sonst im falschen Moment überfallen könnte. Das zermürbt und nagt an deinem Selbstwertgefühl. Vielleicht hast du das Gefühl, deinem Körper nicht mehr vertrauen zu können, und zweifelst an deiner Belastbarkeit.

Deine Angst vor Schmerzen ist keine Schwäche. Du kannst lernen, dass die Schmerzen ein ganz natürlicher Schutzmechanismus deines Körpers sind und wie du die Zügel wieder selbst in die Hand nehmen kannst:

- **Wissen beruhigt.** Je genauer du weißt, welche Therapie dir persönlich gut hilft (zum Beispiel die Anwendung von Massagerollern zuhause), desto kleiner wird der Raum für diffuse Ängste. Frage nach, lass' dir die einzelnen Schritte erklären und sprich offen an, wenn du Sorge hast, dass eine bestimmte Therapiemaßnahme zu schmerzhaft werden könnte.
- **Gehe kleine Schritte.** Du musst nicht gleich das volle Therapieprogramm durchstehen. Manchmal reicht es, ganz klein anzufangen und dich Stück für Stück an Behandlungen heranzutasten. Jede noch so kleine positive Erfahrung stärkt dein Vertrauen in dich, jeder Misserfolg bereichert deinen Erfahrungsschatz.
- **Atmen und entspannen.** Atemtechniken, Achtsamkeit oder kurze Entspannungsübungen können dir helfen, den Schmerz nicht mehr als übermächtig zu erleben. Du lernst, deinen Körper in diesen Momenten selbst zu beruhigen.
- **Sei freundlich zu dir selbst.** Du bist nicht schwach, nur weil du Angst hast. Angst zu haben, ist menschlich. Wenn du dir selbst Mitgefühl schenkst, kannst du dich selbst darin bestärken, Schritt für Schritt weiterzugehen.
- **Prüfe deine Gedanken.** Achte darauf, wie du mit dir selbst sprichst. Ersetze Sätze wie „Ich halte das nicht aus" durch „Ich habe Strategien, die mir helfen können."

Angst vor Schmerzen gehört dazu, wenn du mit Lipödem lebst, und du bist damit nicht allein. Wichtig ist, dass du diese Angst erkennst und dich ihr stellst, statt dich von ihr bestimmen zu lassen. Mit dem richtigen Wissen, achtsamer Selbstfürsorge und kleinen Schritten kannst du die Kontrolle zurückgewinnen. Du musst nicht angstfrei sein, um voranzugehen – du brauchst nur die Bereitschaft, dir selbst und deinem Körper wieder zu vertrauen.

KAPITEL 06

TEIL 3

SCHMERZ- UND SYMPTOM-PROTOKOLL

Schmerzen werden ganz individuell und sogar oft gar nicht mehr wahrgenommen, weil der Körper sich langsam an sie gewöhnt. Wenn du ihnen zu viel Aufmerksamkeit schenkst, könnten sie wieder „lauter" werden. Verwende das folgende Schmerzprotokoll also vor allem zur Dokumentation, wann und wie stark deine Schmerzen infolge welcher Tätigkeiten auftreten. So verstehst du noch besser, wo Handlungsbedarf für dich besteht und welche Maßnahmen für dich zur obersten Priorität werden sollten. Du findest die Vorlage dieses Protokolls übrigens auch im Zusatzmaterial (siehe QR-Code).

Vorlage für ein Schmerz- und Symptomprotokoll

Datum: von ________________ bis ________________

Kalenderwoche: ____________

Wochentag	Schmerzstärke (0–10)	Schmerzart	Körperregion(en)	Schwellung	Schweregefühl	Bewegungseinschränkung	Hautveränderungen	Maßnahmen
Montag								
Dienstag								
Mittwoch								
Donnerstag								
Freitag								
Samstag								
Sonntag								

Fazit dieser Woche:

Durchschnittliche Schmerzstärke: ______________

Häufigste Lokalisation der Beschwerden:

____

____

Maßnahmen, die den Schmerz lindern konnten:

____

____

Belastende Situationen:

____

____

____

Positives/Entlastendes:

____

____

____

Tipp: Je konsequenter und genauer du dieses Protokoll führst, desto besser kann es als Grundlage für einen Antrag auf Liposuktion fungieren oder das Gespräch mit deinem behandelnden Arzt oder deiner behandelnden Ärztin unterstützen.

KAPITEL 06

TEIL 4

MEIN WORST-CASE-SZENARIO: ICH ENDE AM ROLLATOR

Das Lipödem verläuft in mehreren Stadien, oft über viele Jahre. In einigen Fällen stellt sich nach und nach eine immer stärkere Einschränkung der Beweglichkeit ein. Die Betroffenen können dann auf eine Gehhilfe angewiesen sein, zum Beispiel einen Rollator. Diese Vorstellung macht verständlicherweise große Angst, denn man verbindet mit ihr den endgültigen Verlust der Freiheit und Selbstbestimmung. Aber statt sich von der Angst lähmen zu lassen, kannst du jetzt schon etwas dafür tun, dass es gar nicht erst so weit kommt – du hast es selbst in der Hand.

Caroline: Manchmal packt mich die Angst, dass das Lipödem im Laufe meines Lebens immer schlimmer werden wird und ich irgendwann am Rollator oder im Rollstuhl ende. Ich habe dieses Bild wie ein Horrorszenario richtig vor Augen, und es macht mich in schwachen Momenten total fertig, weil es sich anfühlt, als würde ich dann meine Selbstbestimmung endgültig verlieren.

Marianne: Das klingt nach einer sehr bedrückenden Vorstellung. Was genau macht dir an der Vorstellung von einem Rollator so viel Angst? Ist es das Gerät selbst oder eher das, was es für dich symbolisiert?

Caroline: Ich glaube, es ist weniger der Rollator an sich. Es ist vielmehr das Gefühl, nicht mehr frei und unabhängig zu sein, nicht mehr die zu sein, die alles allein schafft. Vielleicht ist es auch die Angst, dass andere mich dann nur noch als krank wahrnehmen. In einem geringen Ausmaß war das damals schon meine

Sorge, als sich herausstellte, dass ich eine Armkompression tragen muss. Nicht nur das Fortschreiten der Krankheit, sondern auch der in meinen Augen noch auffälligere Strumpf an den Armen hatte mich in ein tiefes Loch gestürzt.

Marianne: Verstehe ich Dich richtig, dass der Rollator und früher vielleicht auch der Kompressionsstrumpf für dich nicht nur Hilfsmittel sind? Bringen sie für dich ein Gefühl mit sich und stehen für den Verlust von Freiheit?

Caroline: Genau. Es ist, als würde ich in einer Schublade landen, in die ich nie gesteckt werden wollte. Die Armbestrumpfung habe ich dank meiner modischen Eigentherapie damals dann doch gut annehmen können. Jedoch weiß ich von vielen Betroffenen, dass sie sich damit noch viel schwerer tun als ich damals.

Marianne: Lass' uns mal kurz zum Anfang unseres Gesprächs zurückkommen. Du sagst: „Mein Worst Case ist, dass ich am Rollator ende." Wie realistisch ist das denn überhaupt? Weißt du etwas über die Wahrscheinlichkeit, dass dieses Szenario tatsächlich eintritt?

Caroline: Nicht wirklich, denn nur die wenigsten trifft dieses Schicksal. Ich male mir das nur aus.

Marianne: Genau das ist die Krux. Was du brauchst, sind harte Fakten. Gleichzeitig könntest du überlegen: „Was kann ich konkret tun, um dieses Risiko kleinzuhalten?"

Tipp: Unsere Angst erzeugt oft Bilder, ohne dass wir überprüfen, wie realistisch diese sind. Es ist hilfreich, sich Informationen zu beschaffen: Wie groß ist das Risiko tatsächlich, mit Lipödem später auf einen Rollator angewiesen zu sein?

Caroline: Also gilt es, der Angst mit einem Handlungsplan entgegenzuwirken?

Marianne: Richtig. Stell' dir vor, deine Angst würde dir sagen: „Du wirst sicher am Rollator enden." Du könntest erwidern: „Dann tue ich heute schon alles, was in meiner Macht steht, um das so lange wie möglich hinauszuzögern und mir meine Beweglichkeit möglichst lange zu erhalten." Damit nimmst du der Angst die Macht und kehrst in deine Selbstbestimmung zurück.

Caroline: Aber Selbstfürsorge ist oft so anstrengend. Ich weiß, dass ich mich bewegen, auf meine Ernährung achten und Übungen machen sollte. Aber es ist einfach so viel.

Marianne: Ja, das kann richtig anstrengend sein. Deshalb: Nicht den ganzen Berg auf einmal bezwingen wollen! Fang' auch hier wieder klein an: mit einem winzigen Schritt, den du wirklich schaffen kannst. Und dann feiere diesen Erfolg – gönn' dir diesen Moment. Dein Gehirn freut sich dann, schüttet Dopamin aus, und schon bist du motiviert für den nächsten Schritt. So entsteht ein Kreislauf, der dich weiterträgt, statt dich auszulaugen.

Caroline: Eine Art positiver Schneeballeffekt.

Marianne: Ganz genau. Und dabei darfst du deine Kapazitäten realistisch einschätzen. Manche Tage geben mehr her, andere weniger. Miss deine Erfolge nicht daran, wie weit du noch von Perfektion entfernt bist, sondern daran, ob du heute überhaupt einen Schritt gegangen bist.

Caroline: Das klingt leichter und machbarer. Ich merke, dass ich mich oft frage: „Wie soll ich das schaffen, wenn ich es jetzt schon schwer genug habe?" Vielleicht müsste ich mich eher fragen: „Wie kann ich es mir leichter machen?"

Marianne: Ein wunderbarer Perspektivwechsel. Deine Angst vor dem Worst Case wird so zur Einladung, dir den Weg jetzt schon leichter zu gestalten. Du bist nicht machtlos, denn du hast Werkzeuge, Wissen und die Fähigkeit, deinen Körper bei jedem Schritt zu unterstützen.

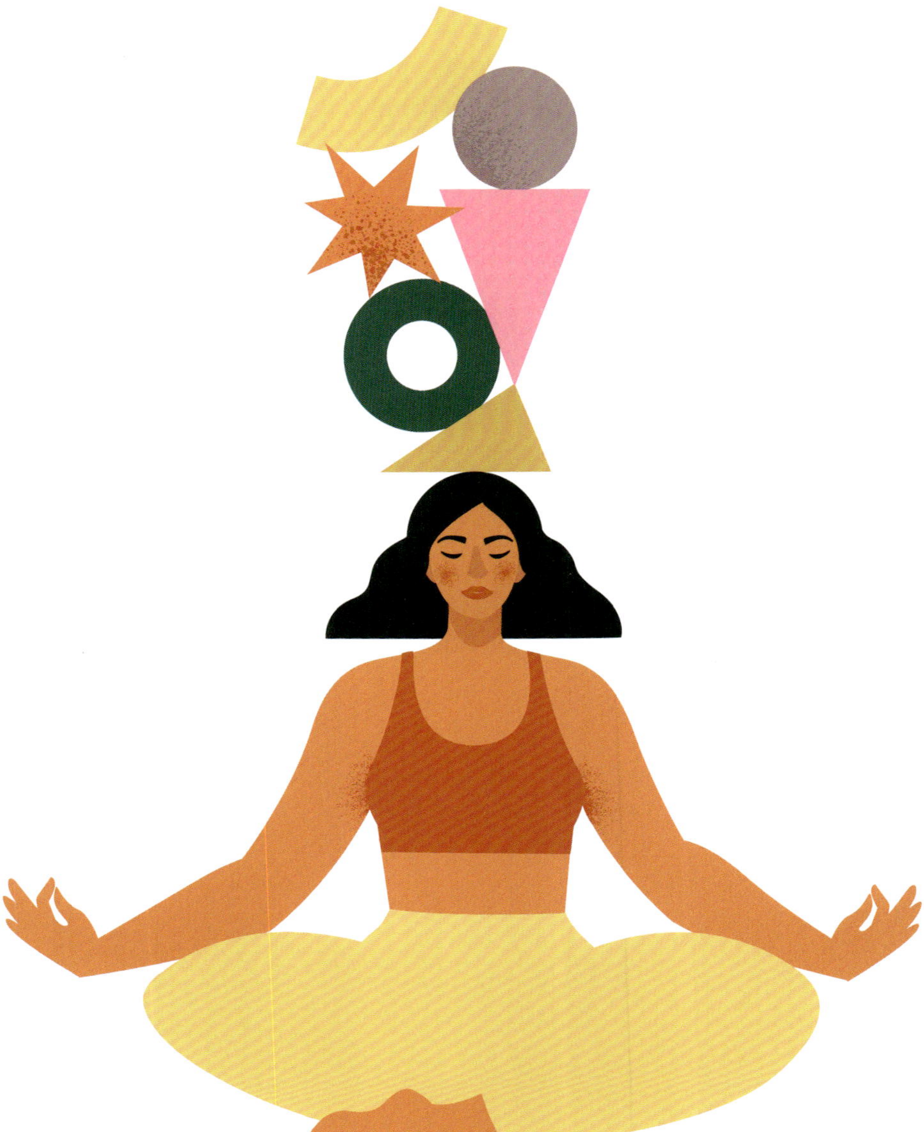

KAPITEL 06

TEIL 5

ÜBUNGEN

Die folgenden Übungen sollen dir helfen, Strategien zur Schmerzbewältigung zu entwickeln und die Selbstmassage als hilfreiche Technik zur Linderung von Schmerzen und Verspannungen in deinen Alltag zu integrieren. Wenn du eine starke Schwellneigung oder ein zusätzliches Lymphödem hast, kann eine sanfte Selbstlymphdrainage helfen, den Lymphfluss zu unterstützen.

Übung

Strategien zur Schmerzbewältigung und zum besseren Umgang mit Schmerzen

Strategien zur Schmerzbewältigung:

- **Tiefe Bauchatmung:** Atme langsam und tief durch die Nase ein, sodass sich nur dein Bauch wölbt. Halte für einen Moment die Luft an und atme dann langsam durch den Mund wieder aus. Wiederhole dies mindestens fünf Minuten lang, um den Körper zu beruhigen und deinen Lymphfluss zu aktivieren.
- **Progressive Muskelentspannung:** Spanne verschiedene Muskelgruppen nacheinander für fünf bis zehn Sekunden an und entspanne sie dann langsam wieder. Beginne bei den Füßen und arbeite dich bis zum Kopf hoch.
- **Achtsamkeitsmeditation:** Setze dich an einen ruhigen Ort, schließe die Augen und konzentriere dich auf deinen Atem. Wenn schmerzvolle Gedanken aufkommen, nimm sie wahr und lasse sie wieder los, ohne an ihnen festzuhalten.

Kognitive Umstrukturierung

- **Positive Gedanken:** Versuche, negative Gedanken wie „Der Schmerz wird nie nachlassen durch positivere zu ersetzen, wie etwa: „Ich kann mit dem Schmerz umgehen oder „Ich habe bereits Fortschritte gemacht“.
- **Realistische Erwartungen:** Akzeptiere, dass Schmerzen Teil des Heilungsprozesses sein können, aber sie müssen nicht deinen ganzen Tag dominieren. Fokussiere dich auf die Momente, in denen du dich besser fühlst.

Aktive Bewegung

- **Sanfte Bewegung:** Leichte Dehnübungen oder Spaziergänge können die Durchblutung fördern und Verspannungen lösen. Wähle Bewegungen, die für dich angenehm sind und deinen Körper nicht überlasten.
- **Hydrotherapie:** Ein warmes Bad und eine anschließende kalte Dusche können helfen, die Muskeln zu entspannen und Schmerzen zu lindern.

Wärme- und Kältetherapie

- **Wärme:** Saunieren ist bei Lipödem nicht pauschal verboten oder kontraproduktiv. Es kommt auf die individuelle Verträglichkeit an und darauf, wie man sich nach dem Saunagang verhält. Langsames Abkühlen im Liegen ist sinnvoll, um den Kreislauf nicht zu überfordern und den Blutgefäßen Zeit zu geben, sich wieder zusammenzuziehen, ohne Einlagerungen in den Beinen zu riskieren.
- **Kälte:** Kältebäder von wenigen Minuten können bei akuten Schmerzen oder Schwellungen helfen. Eine Eistonne lässt sich oftmals schon in kleinen Gärten aufstellen. Eine kalte Dusche ist eine einfache Alternative.

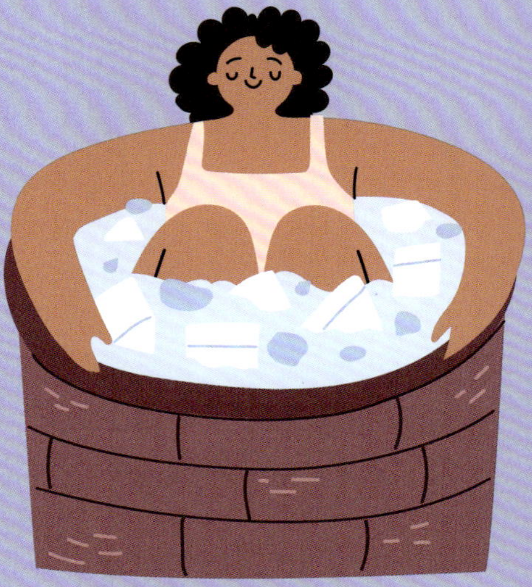

Übung

Selbstdrainage und -massage

Selbstdrainage des Lymphsystems

- **Aktivierung der Lymphknoten:** Massiere die Lymphknoten in deiner Leiste und in deinen Achseln ab dem Hals und wende die tiefe Bauchatmung an. Eine detaillierte Beschreibung findest du im Lipödem-Ratgeber „Diagnose Lipödem? Du bist nicht allein!" auf Seite 62.
- **Sanfte, streichende Bewegungen:** Verwende deine Finger, um sanft vom betroffenen Bereich (zum Beispiel dem Bereich vom Knie zum Oberschenkel) hinauf zum nächsten Lymphknotenbereich (zum Beispiel der Leiste) zu streichen. Diese Technik fördert den Lymphfluss, ohne den Druck zu erhöhen.

Selbstmassage

- **Massagebälle oder -roller:** Verwende kleine Massagebälle oder -roller, um bestimmte Körperstellen zu massieren, besonders die Waden, die Oberschenkel und die Hüften. Diese Tools können helfen, tiefere Verspannungen zu lösen.
- **Massageöl oder -creme:** Trage ein Öl oder einen Balsam auf die Haut auf, um die Reibung zu verringern und die Massage angenehmer zu gestalten. So kannst du zusätzlich wirksame Inhaltsstoffe einmassieren, die positive Effekte auf deine Haut und deine Blutgefäße haben.

Hinweis: Der Unterschied zwischen Massage und Drainage ist, dass das Massieren die Durchblutung anregt, während die Drainage Flüssigkeit ableitet. Beide Anwendungen können individuell sinnvoll für dich sein. Folge am besten deinem Körpergefühl, was dein Körper gerade braucht. Im Zweifel kannst du dich über mögliche Selbstmanagementmaßnahmen mit deinem Lymphtherapeuten oder deiner Lymphtherapeutin beraten.

Carolines Fallbeispiel: Mein individueller Werkzeugkasten gegen Schmerzen

Mit der Zeit habe ich begriffen, dass es für mich nicht die eine Lösung gibt, die alle Schmerzen auf einmal verschwinden lässt, und auch die Liposuktionen haben nicht die ersehnte Befreiung von den Schmerzen gebracht. Es fühlt sich vielmehr so an, als gäbe es immer diese hundert Prozent Schmerz, und jede einzelne Maßnahme ließe einen kleinen Teil davon verschwinden. Je mehr Maßnahmen ich aufeinander aufbaue, desto größere Erleichterung verspüre ich. Das bedeutete aber auch, dass ich meinen ganz eigenen Weg finden musste.

Tipp: Ein entscheidender Schritt war für mich die Umstellung meiner Ernährung. Indem ich angefangen habe, Zucker wegzulassen und phasenweise ketogen zu essen, konnte ich einen spürbaren Teil meiner Schmerzen lindern. Das war kein Wundermittel, aber ein starker Hebel.

Daneben habe ich die Erfahrung gemacht, dass bestimmte Nahrungsergänzungsmittel hilfreich sein können. Doch probiere bitte niemals einfach auf eigene Faust damit herum! Gerade weil jeder Körper anders reagiert und Medikamente sowie Begleiterkrankungen eine Rolle spielen können, ist es wichtig, mit Fachleuten zu sprechen, zum Beispiel aus der Endokrinologie oder der Ernährungsmedizin, oder mit einem spezialisierten Mikronährstoffberater. Auch eine Ökotrophologin oder ein Ökotrophologe kann dir dabei helfen, die Ernährung an deine eigene Situation anzupassen.

Eine weitere wichtige Stütze ist für mich die Kompression. Sie nimmt mir einen großen Teil der Schmerzen und ist für meinen Alltag unverzichtbar geworden. Interessant war für mich zu beobachten, dass mir persönlich die Lymphdrainage weniger brachte, Massageeinheiten aber umso mehr. Vielleicht liegt es daran, dass dabei Verklebungen gelöst werden. Erklären kann ich es nicht, aber mein Körper reagiert positiv darauf, und das ist letztlich entscheidend.

Neben diesen körperlichen Maßnahmen habe ich noch etwas anderes gefunden, das mir auf einer ganz anderen Ebene hilft: Saunieren, Kältebäder, Akupressurmatten und verschiedene Entspannungsübungen. Oft habe ich das Gefühl, ständig unter Spannung zu stehen, als befände ich mich in einem dauerhaften Alarmzustand. Wenn ich diese Spannung bewusst loslasse, spüre ich den Schmerz manchmal zunächst sogar stärker, als ob er sich erst einmal melden möchte. Aber genau das ist ein wichtiger Schritt: ihn wahrzunehmen, durchzuhalten und dann Stück für Stück loszulassen. Die Entspannung holt mich zurück zu mir selbst und lenkt meine Aufmerksamkeit ein wenig von dem Schmerz ab.

Es gibt also nicht den einen goldenen Weg weg vom Schmerz, sondern es erfordert viele kleine Schritte, die sich ergänzen. Und jeder einzelne Schritt bringt einen Gewinn. Jeder Erfolg, so klein er auch sein mag, zeigt mir, dass ich dem Schmerz nicht ausgeliefert bin, sondern aktiv selbst etwas verändern kann, ohne auf fremde Hilfe angewiesen zu sein.

»Schmerzmanagement ist kein starres Konzept, sondern ein Prozess.«

07

07

LANGFRISTIGE AUSWIRKUNGEN DES LIPÖDEMS UND ZUKUNFTS-SORGEN

KAPITEL 07

TEIL 1

ZUKUNFTSÄNGSTE – WIE GEHE ICH DAMIT UM?

Zukunftsängste sind nichts Ungewöhnliches, sie gehören zum Menschsein. Jeder macht sich Gedanken über das, was kommen könnte. Aber wenn du mit einer chronischen Erkrankung wie einem Lipödem lebst, können diese Ängste besonders stark sein. Wenn man sie unkommentiert lässt, dann können sie übermächtig werden. Dann wirken sie wie ein drohendes Schicksal und nicht wie eine Aufforderung, Antworten zu finden.

Marianne: Caroline, wenn du an die Zukunft denkst, welche Fragen tauchen zuerst in deinen Gedanken auf?

Caroline: Das Erste, was mir in den Kopf schießt, ist: „Warum ich?," und dann geht es direkt weiter mit: „Was, wenn es noch schlimmer wird? Was, wenn ich irgendwann gar nicht mehr arbeiten kann? Oder meine Beziehung eines Tages unter allem zusammenbricht, weil ich mich immer mehr zurückgezogen und eingeigelt habe?" Ich ertappe mich oft dabei, dass ich nur in Katastrophen denke, als gäbe es nur noch dieses Worst-Case-Szenario, das auf mich wartet.

Marianne: Das ist absolut menschlich. Unser Gehirn ist rein evolutionär darauf programmiert, Gefahren gedanklich vorwegzunehmen. Aber in jeder Angst steckt auch ein Hinweis, ein kleiner Wegweiser. Lass' uns da etwas genauer hinschauen: Wenn du deine Zukunftssorgen jetzt einmal aufschreiben solltest, was stünde ganz oben auf deiner Liste?

Caroline: Schmerzen, die schlimmer werden. Dass ich weniger durchhalte in meinem Beruf oder dass ich ihn irgendwann nicht mehr ausüben kann und mir das Geld ausgehen wird. Und auch die Frage, ob ich es jemals schaffen werde, Freunde, Beruf und Therapie wirklich unter einen Hut zu bringen, und zwar so gut, dass ich irgendwann sowohl schmerzfrei als auch erfolgreich sein werden und das Leben genießen können werde.

Marianne: Gut, dass du es so klar aussprichst. Jetzt lass' uns unterscheiden: Was davon hängt wirklich mit dem Lipödem zusammen und was sind eigentlich Sorgen, die viele Menschen haben, egal ob krank oder nicht? Verlust von Wohlstand, von Gesundheit, von Beziehungen usw., das sind universelle Ängste. Wenn du auf deine Liste schaust: Wie wahrscheinlich ist es wirklich, dass all diese Dinge eintreten werden?

Caroline: Es ist wohl sehr unwahrscheinlich, dass alles auf einmal eintreten wird. Ehrlich gesagt sind bislang in meinem Leben nur sehr wenige Worst-Case-Szenarien Wirklichkeit geworden, obwohl ich schon oft Angst vor dem Versagen hatte.

Marianne: Und genau da entsteht neuer Spielraum. Erinnerst du dich an den Satz: „Du bist vielleicht machtlos, aber nicht hilflos."? Die Angst fragt dich immer: „Was, wenn …?" Und wir können das beantworten mit: „Dann mache ich …" Probier's aus, nimm eine Sorge und formuliere eine solche Antwort.

Caroline: Okay, zum Beispiel die Situation, dass mich die Angst plagt: „Was, wenn ich in einem wichtigen Meeting Schmerzen bekomme?" Dann könnte ich vielleicht vor dem Meeting schon ankündigen, dass ich nach fünfzehn Minuten mal kurz aufstehen werde. Oder ich könnte mein Keilkissen mitnehmen oder, wenn die Schmerzen gar zu stark sind, kurz rausgehen und die Beine lockern.

Marianne: Genau das ist Selbstbestimmung. Du darfst diese Situationen sogar üben. Mach' mal einen Probelauf: So wie man eine Präsentation probt, kann man auch „Notfälle" im Alltag simulieren. Viele Ängste verlieren schon die Hälfte ihrer Macht, wenn der Körper einmal erlebt hat: „Ich habe für diese Situation eine Lösung." Stell' dir vor, du hättest für jede Sorge zwei, drei solcher Antworten parat – wie würde sich das anfühlen?

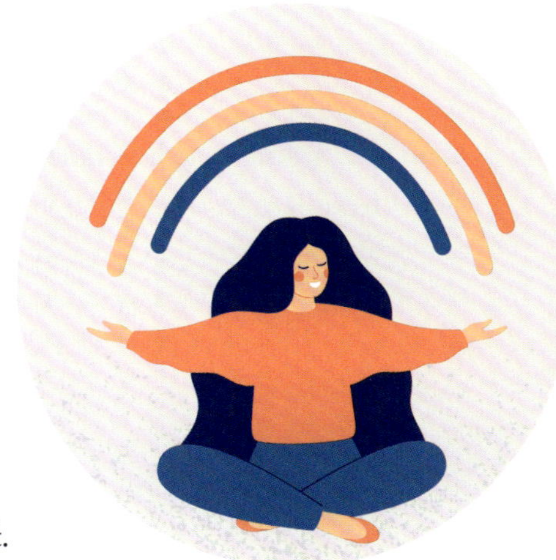

Caroline: Als hätte ich, wie eine Pilotin, ein Notfallhandbuch für mich und meine Krisenmomente. Das gäbe mir natürlich ein Gefühl von Sicherheit.

Marianne: Genau so verwandelst du Sorgen in geplante und strukturierte To-dos. Das ist kein Hexenwerk, sondern Handwerk. Es kostet anfangs natürlich Kraft. Deshalb frage ich dich: Was hast du gerade wirklich an Kapazitäten zur Verfügung, und zwar nicht im Idealfall, sondern im echten Leben? Wenn PMS oder der Winter dir schon viel Energie rauben, muss der Plan kleiner sein. Wir arbeiten nicht gegen die Realität, sondern mit ihr im Flow.

Caroline: Das ist schwer für mich. Ich setze mir immer viel zu hohe Maßstäbe. Wenn ich sie dann nicht erreiche, kommen dieser Frust und die Enttäuschung darüber, meinen Erwartungen an mich selbst nicht gerecht geworden zu sein.

Marianne: Das ist typisch, aber genau deswegen arbeiten wir mit „Babysteps“: Jeder kleine Schritt, den du machst, verdient es, gefeiert zu werden – so entsteht Motivation. Wenn die innere Kritikerin wieder laut wird und an dir herummäkelt, dann erinnere dich: Wir suchen Lösungen, keine Beweise gegen dich.

Caroline: Was ist mit diesem nagenden „Warum ich?“ Es macht mich manchmal richtig wütend und auch mürbe.

Marianne: Das „Warum ich?“ ist verständlich, aber es treibt dich in eine Sackgasse. Auf diese Frage gibt es keine Antwort, die dich weiterbringt. Du darfst sie umformulieren in: „Wofür lohnt es sich, dass ich heute gut für mich sorge?“ oder „Was liegt in meiner Hand zu tun, damit mein Morgen leichter wird?“ Damit holst du dich aus der Ohnmacht. Und denke daran: Angst ist kein Feind. Sie ist wie ein kleiner Minister, der dir zuflüstert: „Gib das bitte zu bedenken.“ Du kannst ihr zuhören, Danke sagen und dann in die Planung gehen.

Caroline: Das macht die Angst tatsächlich kleiner. Sie spricht dann nicht mehr ein endgültiges, unheilvolles Urteil über mein zukünftiges Leben, sondern gibt mir eher einen Hinweis: „Schau mal hier, da könnte etwas Bedrohliches sein."

Marianne: Ganz genau. Weil viele deiner Sorgen auch mit Rollenstress verknüpft sind, beschäftigen wir uns gleich noch mit der Vereinbarkeit von Familie, Beruf und Therapie (siehe Seite 173). Vorher noch eine kleine Übung:

> **Tipp:** Schreibe heute Abend deine drei größten Zukunftsängste auf. Dann prüfe: Wie realistisch sind sie wirklich? Welche sind Lipödem-spezifisch, welche nicht? Und notiere zwei ganz konkrete Schritte, die dir jetzt sofort etwas Sicherheit geben. Du wirst sehen: Schon beim Aufschreiben wird die Angst kleiner und damit bewältigbarer.

Caroline: Das fühlt sich machbar an. Ich will mich nicht länger ausgeliefert fühlen.

Marianne: Und genau das ist Selbstwirksamkeit. Du kannst nicht jedem Steinschlag, jeder scharfen Kurve auf der Fahrbahn deines Lebenswegs entgehen, aber du kannst dir Leitplanken bauen. Du darfst es dir leichter machen, immer. Wenn die Angst zu groß wird, komm' ins Spüren: Atme, bewege dich, schüttele dich, geh' an die frische Luft. Alles, was dich aus der Starre reißt, hilft. Danach planst du weiter. So wird deine Zukunft nicht zu einem dunklen Tunnel, sondern zu einer Straße, auf der du selbst deine Abzweigungen wählst.

Caroline: Dieser Gedanke „Was hält mich eigentlich gesund?" fühlt sich irgendwie neu an, aber er gibt mir eine Richtung.

Marianne: Genau das ist der Schalter, den du umlegen kannst: vom Fokus auf deine Krankheit hin zum Fokus auf deine Gesundheit. Da liegt von heute an deine Kraft.

KAPITEL 07

TEIL 2

DIE ANGST ALS WEGWEISER

Was passiert, wenn der Blick in die Zukunft eher Beklemmung als Hoffnung auslöst? Gemeinsam übersetzen wir „Was wäre, wenn …?" in konkrete Antworten. Du lernst, Sorgen zu sortieren, Lösungen zu planen und deine Kapazitäten sinnvoll einzuteilen, statt dich an einem kranken Leistungsmaßstab zu messen. Mut verändert im Kleinen das Morgen: nicht, indem man die Angst verschwinden lässt, sondern indem man mit ihr handelt.

Marianne: Vielleicht kennst du Gedanken wie: „Was, wenn die Schmerzen immer schlimmer werden?" oder „Werde ich in ein paar Jahren meinen Alltag noch bewältigen können?" Diese Sorgen fühlen sich oft wie eine dunkle Wolke an, die über dir hängt. Wichtig ist: Angst ist kein endgültiges Urteil über deine

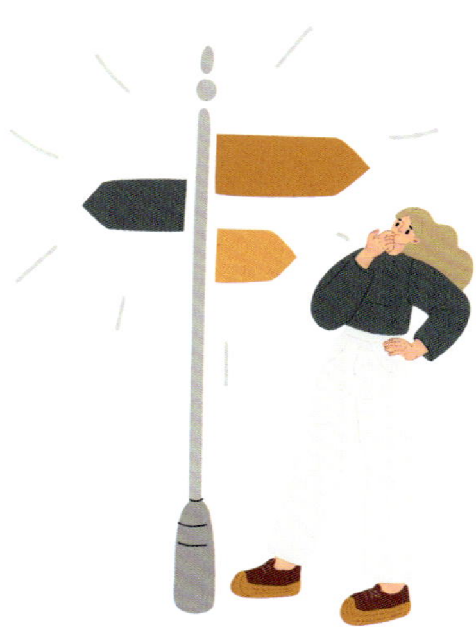

Zukunft. Sie ist vielmehr wie ein innerer Hinweis, der dir zuflüstert: „Schau' genauer hin, hier ist etwas, das deine Aufmerksamkeit erfordert." Angst will dich nicht zerstören, sie will dich vorbereiten.

Mache dir bewusst: Du bist nicht hilflos. Auch wenn du manchmal denkst, dass du dem Schmerz oder der Ungewissheit ausgeliefert bist, hast du doch immer einen Handlungsspielraum. Unser Gespräch hat das sehr schön gezeigt: Zukunftsängste verlieren ihren Schrecken, wenn du sie in konkrete Fragen übersetzt. Statt „Was ist, wenn alles noch schlimmer wird?" kannst du fragen: „Was kann ich heute tun, damit es leichter wird?" oder „Welche Lösungen stehen mir zur Verfügung, wenn meine Befürchtung eintritt?" So wird aus einem diffusen, bedrohlichen Gefühl eine Aufgabe, an der du arbeiten kannst. Vielleicht hilft dir folgender Gedanke: Dein ganzes Leben lang hast du schon Lösungen für die unterschiedlichsten Probleme gefunden. Du bist heute hier, also hast du es immer wieder geschafft, sie zu bewältigen – manchmal elegant, manchmal vielleicht nur gerade eben so, aber immer erfolgreich genug, um weiterzumachen. Genau dieses Wissen kannst du nutzen, wenn dich Zukunftsängste plagen: Schreibe deine Sorgen auf, prüfe, wie realistisch sie sind, und überlege dann, mit welchen kleinen Schritten du dich heute schon auf die Zukunft vorbereiten kannst. Erlaube dir auch, deinen Blickwinkel zu ändern: Frage nicht nur: „Was macht mich krank?", sondern auch: „Was hält mich gesund?" Denn du gestaltest die Zukunft nicht, indem du dich an deinen schlimmsten Befürchtungen orientierst, sondern indem du nach Lösungen suchst, die dir Kraft geben. Ängste sind keine Sackgassen – sie sind Wegweiser. Sie zeigen dir, wo es für dich etwas zu klären oder zu ändern gibt. Wenn du sie annimmst und mit ihnen arbeitest, kannst du Schritt für Schritt mehr Selbstvertrauen und Gelassenheit aufbauen und positiver in deine Zukunft blicken.

»Ängste sind keine Sackgassen, sondern Wegweiser.«

KAPITEL 07

TEIL 3

ARBEITSBLATT

Das folgende Arbeitsblatt soll dir helfen, Ängste und Sorgen im Zusammenhang mit Lipödemen zu identifizieren und durch realistische und positive Gedanken zu entkräften. Es unterstützt dich dabei, eine gesunde Perspektive auf die Erkrankung zu entwickeln und dir den Umgang mit der Krankheit emotional zu erleichtern. Du findest das Arbeitsblatt übrigens auch im Zusatzmaterial (siehe QR-Code).

Arbeitsblatt

Entkräftung von Ängsten im Zusammenhang mit Lipödem

Deine Ängste identifizieren

Welche Ängste und Sorgen hast du bezüglich deines Lipödems? Nimm dir einen Moment Zeit, um darüber nachzudenken und deine Ängste oder Sorgen zu Papier zu bringen. Welche Gedanken kommen immer wieder hoch, wenn du an deine Erkrankung denkst? Sind es zum Beispiel Ängste wie folgende:

- Mein Zustand wird immer schlimmer.
- Ich werde irgendwann nicht mehr mobil sein.
- Niemand wird mich verstehen.
- Ich kann meinen Alltag nicht mehr bewältigen.

Schreibe hier deine Ängste auf:

1. ______________________________
2. ______________________________
3. ______________________________
4. ______________________________

Deine Ängste kategorisieren

Welche dieser Ängste basieren auf tatsächlichen, realen Informationen und welche auf Vermutungen oder Überzeugungen? Im Folgenden geht es darum, deine Ängste zu hinterfragen. Gibt es reale Beweise für den Wahrheitsgehalt deiner Ängste oder erschaffst du sie dir eher aus der Vorstellung heraus? Hast du zum Beispiel die Angst: „Ich werde irgendwann nicht mehr mobil sein", dann frage dich: Basiert diese Angst auf deinem aktuellen Zustand oder auf wissenschaftlichen Erkenntnissen oder ist es eine Sorge, die sich auf etwas Unbestimmtes bezieht, von dem du dir ausmalst, dass es in der Zukunft eventuell irgendwann einmal eintreten könnte?

Notiere nun bei jeder deiner oben aufgelisteten Ängste, ob sie auf Fakten oder auf Vermutungen basiert:

1. Angst: ______________________ → ☐ Fakt / ☐ Vermutung
2. Angst: ______________________ → ☐ Fakt / ☐ Vermutung
3. Angst: ______________________ → ☐ Fakt / ☐ Vermutung
4. Angst: ______________________ → ☐ Fakt / ☐ Vermutung

Realistische Perspektiven entwickeln

Nun, da du deine Ängste kategorisiert hast, ist es an der Zeit, diese Ängste zu entkräften. Versuche, jede Angst mit positiven und realistischen Gedanken oder Fakten zu beantworten, die auf wissenschaftlichen oder praktischen Erfahrungen basieren. Denke daran, dass du über deinen Zustand viel mehr Kontrolle haben kannst, als es die Angst dich glauben macht. Hast du zum Beispiel die Angst: „Mein Zustand wird immer schlimmer werden", dann entkräfte ihn etwa mit: „Mit der richtigen Behandlung und regelmäßiger Therapie kann ich meinen jetzigen Zustand stabilisieren und vielleicht sogar verbessern. Ich kann Schritte unternehmen, um mich zu pflegen und meine Lebensqualität zu steigern."

Nun entkräfte deine eigenen Ängste:

1. Angst: ______________________
   So kann ich sie entkräften:
   ____
2. Angst: ______________________
   So kann ich sie entkräften:
   ____
3. Angst: ______________________
   So kann ich sie entkräften:
   ____
4. Angst: ______________________
   So kann ich sie entkräften:
   ____

Positives Handeln und Selbstfürsorge

Überlege dir, welche konkreten Schritte du unternehmen kannst, um deine Ängste zu verringern und die Kontrolle über deine Gesundheit zurückzugewinnen. Manchmal kann schon ein kleiner, gezielter Schritt helfen, mehr Selbstsicherheit zu erlangen. Hast du etwa die Angst: „Ich werde irgendwann nicht mehr mobil sein", dann könnte positives Handeln so aussehen: „Ich werde regelmäßig leichte Bewegung und Dehnübungen durchführen, um mir meine Beweglichkeit zu erhalten. Ich werde auch meine Therapeuten nach Übungen fragen, die mir helfen können."

Nun überlege dir zu deinen eigenen Ängsten, wie positives Handeln aussehen könnte:

1. Angst: ______________________________
   Positives Handeln:
   ____
2. Angst: ______________________________
   Positives Handeln:
   ____
3. Angst: ______________________________
   Positives Handeln:
   ____
4. Angst: ______________________________
   Positives Handeln:
   ____

Bestärkung durch Erfolgserlebnisse

Manchmal kann es hilfreich sein, auf vergangene Erfahrungen zurückzublicken, bei denen du Herausforderungen erfolgreich gemeistert hast. Diese positiven Erinnerungen können dir helfen, Vertrauen in deine Fähigkeiten zu gewinnen und zu erkennen, dass du auch mit der aktuellen Situation gut umgehen können wirst. Ein Beispiel für eine solche positive Erfahrung wäre: „Ich habe es geschafft, meine Therapie konsequent fortzusetzen, was dazu beigetragen hat, dass ich nun weniger Schmerzen habe und meine Lebensqualität verbessern konnte."

Schreibe nun deine eigenen positiven Erfahrungen auf:

1. ______________________________

2. ______________________________

3. ______________________________

4. ______________________________

Tägliche Affirmationen zur Stärkung des positiven Denkens

Entwickle täglich wiederholbare Affirmationen, die dir helfen, deine Ängste zu überwinden. Affirmationen sind positive, selbstbestärkende Sätze, die du täglich wiederholen kannst, um dein Mindset zu verändern und deine Ängste zu verringern. Beispiele:

- Ich bin stark und in der Lage, mit den Herausforderungen umzugehen.
- Ich kümmere mich um mich selbst und tue alles, was ich kann, um mein Wohlbefinden zu fördern.

Schreibe hier deine persönlichen Affirmationen auf:

1. ______________________________

2. ______________________________

3. ______________________________

4. ______________________________

Reflexion: Wie hast du dich nach dieser Übung gefühlt?

Überlege, wie es dir nach dem Durcharbeiten dieses Arbeitsblattes geht. Hast du eine Veränderung in deiner Wahrnehmung deiner Ängste bemerkt? Hast du das Gefühl, dass du mit deinen Sorgen nun besser umgehen kannst? Notiere deine Gedanken und Gefühle:

Carolines Fallbeispiel: Dieses eine Leben ist zu wertvoll für Angst

Ich erinnere mich noch gut an den Moment, an dem ich beinahe nur noch aus Angst bestand und mich in meine vermeintliche Komfortzone zurückzog. Nach frustrierenden Wochen und Monaten erkannte ich aber, dass in diesem Rückzug kein Leben oder Wachstum mehr stattfand. Es war, als käme dort keine Sonne hin, und ich verkümmerte immer mehr. Nach einer langen, emotional ermüdenden Phase erkannte ich: Wenn ich mich ständig mit Zukunftsängsten beschäftige, dann lebe ich nicht wirklich. Ich merkte, dass die Zeit an mir vorbeizog, wenn ich mir andauernd Sorgen machte oder mir vornahm, alles perfekt zu machen. Aber was nützt das, wenn dann das Leben gar nicht mehr stattfindet? Konnte ich mit dieser Einstellung dem großen Geschenk des Lebens gerecht werden? Die Antwort war eindeutig Nein.

Also begann ich zu versuchen, nicht mehr alles mit den Scheuklappen der Angst zu sehen. Ich hörte ganz bewusst auf, ständig an mir selbst zu zweifeln und mich grübelnd im Kreis zu drehen. Ich verließ meine Komfortzone, die immer mehr wie eine karge, kalte Zelle wirkte als wie ein warmes Zuhause. Dort war ich zwar vermeintlich sicher, aber in Wirklichkeit hatten mich die Ängste fast übernommen, sie wollten mein Leben kontrollieren. Das war der Punkt, an dem ich mich entschieden habe: „Nein, das lasse ich nicht zu. Ich versuche es einfach, auch wenn ich nicht sicher bin, ob ich es kann." So wählte ich die Strategie der „Flucht nach vorn", machte mich proaktiv an die Umsetzung meiner Lipödem-Therapie und entwickelte darüber hinaus meine modische Eigentherapie, um mich mit meiner Kompression anzufreunden und wieder Selbstbewusstsein aufzubauen. Mit 35 Jahren habe ich zum Beispiel Snowboarden gelernt – etwas, von dem ich dachte, dass es gerade mit Lipödem völlig außerhalb meiner Möglichkeiten läge. Der große Umbruch wurde für mich eingeleitet durch die Frage an mich selbst: „Was ist das Schlimmste, das passieren könnte?" Nun, im Falle des Snowboardens war das Schlimmste tatsächlich nur, dass ich eben nicht lernen würde, Snowboard zu fahren, und mir stattdessen eine andere Beschäftigung im Schnee suchen müsste. Wäre das denn wirklich schlimm, vielleicht sogar so fatal, dass ich deshalb gar nicht erst mit in den Urlaub fahren und auf eine schöne Zeit mit meinen Freunden verzichten sollte? Niemals. Was wäre aber im Gegenzug das

Beste, was passieren könnte? Dass ich mich doch einigermaßen auf dem Brett halten können und über mich hinauswachsen würde. Dreimal darfst du raten, welches Szenario eingetroffen ist: Zum Zeitpunkt des Erscheinens dieses Buches, ein paar Heulkrämpfe und die eine oder andere Prellung später freue ich mich nun wie ein kleines Kind auf meinen vierten Snowboard-Urlaub und kann es schon gar nicht mehr erwarten, bis es Winter wird. Oder meine Bücher: Hätte ich meinen Versagensängsten nachgegeben und mich den Sinnkrisen ausgeliefert, wären meine Bücher nie geschrieben worden. Heute weiß ich, dass gerade diese Schritte mich haben wachsen lassen – nicht, weil sie leicht waren, sondern weil ich sie trotz meiner Angst gegangen bin.
Natürlich hatte ich auch Selbstzweifel und Momente, in denen ich alles verflucht habe. Aber am Ende wurde ich jedes Mal belohnt – mit Erfahrungen, mit Stärke, mit dem Wissen, dass ich mehr kann, als ich mir je zugetraut hätte. Hätte ich meiner Angst zu viel Raum gegeben, hätte ich all das nicht erlebt. Sie hätte mich kleingehalten, während das Leben ohne mich weitergegangen wäre.

Mut wird belohnt!

Angst führt nirgendwohin, außer ins Elend, aber Mut wird belohnt. Wenn dir Zweifel kommen, dann gibt es immer eine Möglichkeit, einen Schritt zurückzugehen und den nächsten Schritt neu zu planen. Du musst nicht immer wissen, wie es ausgeht – denk' nicht zu viel darüber nach und mach' einfach. Oft passiert dann das, was dich am meisten überrascht: Du schaffst es.

KAPITEL 07

TEIL 4

DIE VEREINBARKEIT VON FAMILIE, BERUF UND SELBST-MANAGEMENT

Die Anforderungen des Alltags mit Arbeit, Privatleben, Haushalt, den Kindern usw. sind schon für Gesunde kaum zu bewältigen. Wie soll eine Lipödem-Betroffene an einem Tag mit nur 24 Stunden dann auch noch die Lipödem-Therapie und das Selbstmanagement der Erkrankung unterbringen? Wie findet man eine realistische und bewältigbare Balance zwischen Familie, Beruf und Therapie? Gemeinsam richten wir den Blick auf das, was dich langfristig gesund hält.

Marianne: Caroline, lass' uns jetzt über ein Thema sprechen, das viele Frauen mit Lipödem beschäftigt: Wie bringe ich Familie, Beruf und Therapie unter einen Hut? Das klingt nach einem Vollzeitjob. Wie fühlst du dich, wenn du das alles schultern musst?

Caroline: Ich habe tatsächlich kaum noch richtige Freizeit. Meine Woche, eigentlich sogar das ganze Jahr, ist relativ schnell verplant. Ich habe das Gefühl, dass mir alles über den Kopf gewachsen ist. Ich reduziere schon meine berufliche Verantwortung, aber es fühlt sich trotzdem nach konstantem Stress an. Meine Lesungen und die Arbeit als Lipödem-Mentorin, der Haushalt, meine eigene Lipödem-Therapie, die Arzt- und Sanitätshausbesuche, das tägliche Eincremen und das Anziehen der Kompressionsstrümpfe, das Zubereiten meiner Mahlzeiten, wenn ich es überhaupt schaffe – dieses Hamsterrad hört nicht auf, sich zu drehen. Und egal, wie viel ich mache, habe ich trotzdem irgendwie immer das Gefühl, es reiche nicht.

Marianne: Das klingt nach einer enormen Belastung. Viele nennen das „Mental Load" – die unsichtbare Last all der Aufgaben, die im Alltag ständig zu bewältigen sind. Und meine Frage an dich ist: Muss das wirklich alles über dich laufen oder gibt es Aufgaben, die du abgeben könntest?

Caroline: Ich übe mich schon darin, um Hilfe zu bitten, habe aber trotzdem immer sofort ein schlechtes Gewissen, wenn ich es tue. Vielleicht sage ich auch zu zu vielem Ja.

Marianne: Hast du denn das Gefühl, du müsstest dir selbst oder jemand anderem beweisen, dass du es auch allein schaffst? Denn die Wahrheit ist: Niemand kann alles. Und schon gar nicht kann man den Erwartungen eines Systems entsprechen, das uns einredet, vierzig Stunden in der Woche zu arbeiten, daneben auch noch ein Privatleben zu haben, den Haushalt zu führen, Kinder zu erziehen und dabei dennoch gesund zu bleiben, sei „normal". Wer diese Norm zu erfüllen versucht, wird zwangsläufig früher oder später krank.

Caroline: Ich merke gerade überdeutlich, wie sehr mich dieser Perfektionismus antreibt. Ich denke immer, ich müsse mit den Gesunden mithalten. Aber vielleicht ist das nicht der Maßstab, an dem ich mich orientieren sollte.

Marianne: Die viel wichtigere Frage ist doch: Was hält dich gesund? Welche Strukturen, welche Unterstützung, welche Pausen brauchst du, damit du auf Dauer nicht nur funktionierst, sondern wirklich leben kannst? Stell' dir vor, Geld würde keine Rolle spielen. Würdest du trotzdem weitermachen wie bisher?

Caroline: Wahrscheinlich nicht. Ich würde jemanden mit der Haushaltsführung beauftragen und mehr Zeit in meine Gesundheit investieren. Aber es kommt mir vor, als hätte ich keine Wahl.

Marianne: Doch, man hat eine Wahl. Nicht immer unbegrenzt, aber man hat sie. Hilfsmittel, Pflegegeld, Unterstützungssysteme im Umfeld oder kleine Anpassungen im Alltag sind Beispiele dafür. Ein Vision Board könnte dir helfen:

> **Tipp:** Schreibe auf kleine Zettel, wie dein Alltag aussehen sollte, damit er dich stärkt. Sammle Bilder, Zitate und Symbole, die das illustrieren, und bastele eine Collage aus all diesen Elementen. Stelle dich dann vor dieses Vision Board und überlege, welche Wege dich zu deinem Ziel führen könnten.

Caroline: Ich sollte also mehr in Lösungen denken, statt nur die Probleme zu sehen?

Marianne: Genau. Dein ganzes Leben lang hast du immer Lösungen für die verschiedensten Probleme gefunden. Warum solltest du jetzt nicht auch auf diese deine Fähigkeiten vertrauen? Du bist nicht machtlos. Du kannst immer wieder neu überlegen: „Was brauche ich? Was kann ich loslassen? Wo kann ich mir Hilfe holen?" Und nach und nach entsteht ein Alltag, der dich nicht erschöpft, sondern trägt.

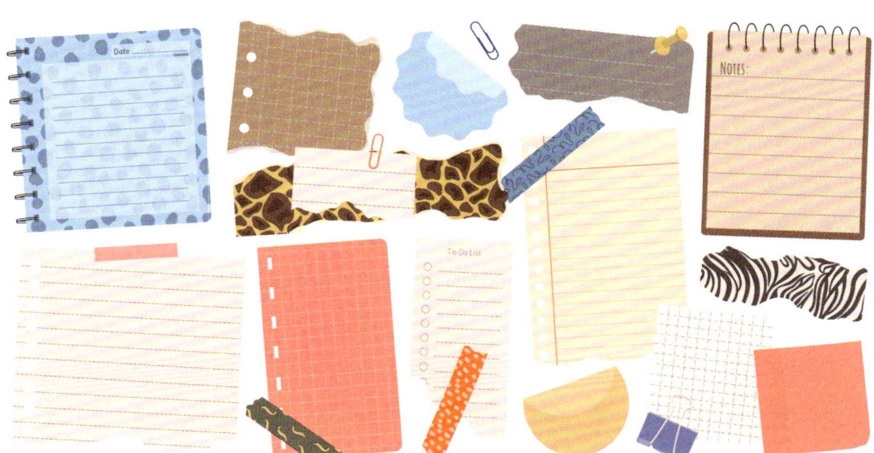

08

08

FINDE DEINEN SINN IM LEBEN TROTZ LIPÖDEM

KAPITEL 08

TEIL 1

WAS ERFÜLLT UND TRÄGT DICH?

Manchmal fühlen wir uns, als würde das Lipödem unser Leben bestimmen. Doch genau darin verbirgt sich auch eine Chance: neu zu entdecken, was uns wirklich trägt. „Sinn im Leben" – dein „Purpose" – klingt vielleicht zunächst fast einschüchternd, aber er beginnt im Kleinen: bei dem, was dir Freude schenkt, dich stärkt und dir das Gefühl gibt, lebendig zu sein. Dein größter Schmerzpunkt kann zum Kompass werden, wenn du ihn nicht länger als Feind siehst, sondern als Wegweiser in ein Leben, das wirklich zu dir passt.

Marianne: Caroline, lass' uns zum Schluss über Sinn sprechen, nicht tiefgründig und pathetisch, sondern ganz bodenständig: Was in deinem Leben fühlt sich heute schon sinnvoll an, wo merkst du: „Hier werde ich genährt statt ausgesaugt?"

Caroline: Ich spüre Sinn in meiner großen Lebensaufgabe als Lipödem-Mentorin, wenn ich anderen Frauen Mut machen kann, wenn ich schreibe, wenn ich auf Lesungen bin, wenn eine Nachricht kommt: „Du hast mir geholfen, mich zu zeigen." Dann fühle ich mich am richtigen Ort. Aber ich merke auch, wie schnell ich mich in der Leistung verliere. Dann wird das Sinnvolle wieder zum Hamsterrad. Immerhin habe ich das schon erkannt und versuche nun, meine Kräfte gezielter einzusetzen.

Marianne: Sinn ist nicht die eine, alles andere überstrahlende Sache, sondern das, was dich am längsten trägt. Beruf, Beziehung, Freundschaften, Wohnen, Körper, Kreativität und Freizeit: Wo passt es, wo knirscht es?

Caroline: In der Beziehungsebene läuft es sehr gut. Mein Mann und ich sind ein fabelhaftes Team und haben früh gelernt, hart miteinander an unserer Beziehung zu arbeiten. Wir haben sogar schon miteinander Mutmaschen-Podcast-Folgen aufgenommen, um anderen Paaren eine Stütze zu sein. Mit meiner Wohnsituation bin ich auch zufrieden, obwohl ich von einem kleinen Hofgut zusammen mit Freunden träume. Aber beim Erholen hakt es gewaltig, denn ehrlicherweise habe ich fast schon verlernt, mich zu erholen. Ich nehme den Laptop mit aufs Sofa und wundere mich dann, warum mein Kopf nachts noch raucht und ich mich am nächsten Tag wie gerädert fühle. Und was meinen Körper betrifft: Ich weiß inzwischen genau, was mir guttut, aber ich bin so beschäftigt, dass ich meinen Körper trotzdem immer wieder hintanstelle. Das macht mich auch richtig unglücklich, da ich eigentlich gern unterwegs bin, Yoga mache und koche. Das ist meine nächste große Mission für mich selbst: mich zur obersten Priorität zu machen. Sonst fahre ich am Ende mein Leben gegen die Leitplanke.

Marianne: Das Bild passt gut: Deine Symptome sind keine Gegner, sie sind Leitpfosten an der Straße deines Lebens. Wenn es zwickt, sagt dein Körper nicht: „Du versagst gerade wieder“, sondern: „Bitte Kurs korrigieren.“ Selbstfürsorge ist,

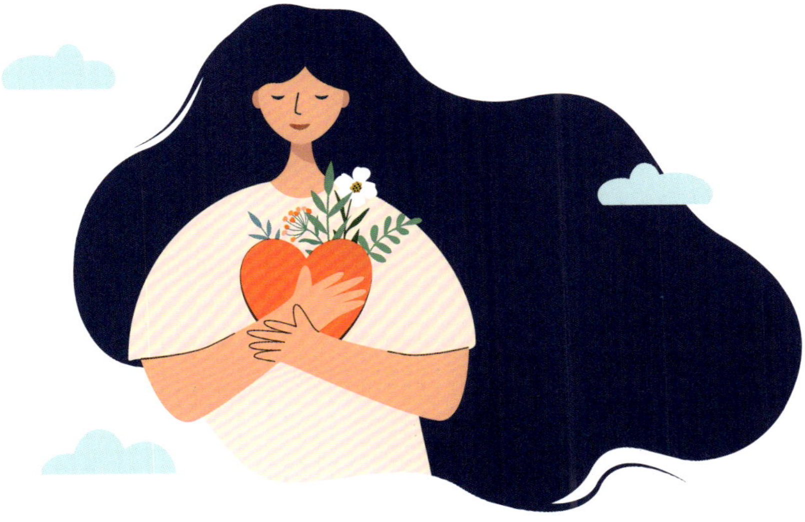

die Spur zu halten. Je artgerechter du dein Leben für deine Bedürfnisse gestaltest, desto mehr Sinn passt hinein. Was hieße „artgerecht" heute ganz konkret für dich?

Caroline: Abends den Laptop im Büro lassen, feste Ruhezeiten, Essen, das mir wirklich Energie gibt, und Termine so legen, dass ich meine Bewegungseinheiten nicht übergehe. Und ehrlich sein, wenn ich Hilfe brauche. Dieses „Mach's dir leicht" ist inzwischen wie ein Anker für mich.

Marianne: Sehr gut. Und jenseits der Pflicht: Woran hast du Freude, wenn niemand hinschaut? Oft versteckt sich darin ein Stück Purpose aus der Kindheit.

Caroline: Malen. Das klingt beinahe abgedroschen, ist aber mein Urlaub fürs Gehirn. Aber auch, morgens beim Anziehen mit Farben und Kombinationen zu spielen. Mein erstes Wort als Kleinkind war „Schick!" – was auch sonst? Aus der gehassten Armkompression ist mein großes Selbstbewusstseinsprojekt geworden. Ich hatte befürchtet, sie würde meine Krankheit sichtbar machen. Am Ende hat sie mich aber sichtbar souverän gemacht. Das war der Moment, in dem „Defizit" zu meinem Alleinstellungsmerkmal wurde.

Marianne: Genau das ist Sinn in Aktion: wenn das, was wehtut, dir die Richtung zeigt. Dein größter Schmerzpunkt wird zum Kompass, sobald du fragst: „Wohin will er mich führen?" Und falls du bei dir selbst blind wirst, borge dir Perspektiven: Was würden deine Freundinnen als deine Superpower nennen?

Caroline: Humor, Empathie, Kreativität, Ehrgeiz, Fleiß, emotionale Intelligenz, Worte finden, Bilder im Kopf malen, Menschen ermutigen. Dinge schön machen, damit sie sich leichter anfühlen.

Marianne: Das ist ein wunderbares Mindset. Sinn entsteht dort, wo Fähigkeiten, Bedürfnisse und Grenzen aufeinandertreffen – nicht trotz Lipödem, sondern mit ihm als Lehrmeister: Du planst nicht, dich aufzureiben, sondern, dich auszurichten. Wenn eine Krise kommt, fragst du nicht: „Warum ich?", sondern: „Wie gehe ich jetzt so mit dieser Krise um, dass es mir dient?"

Caroline: Das nimmt irgendwie den Druck und auch ein klein wenig den Ernst heraus. Ich muss keinen perfekten Lebensplan abliefern, sondern Stück für Stück die Straße meines Lebens für mich befahrbar machen. Wenn ich an die Leitplanke stoße, drehe ich einfach um, wenn es eng wird, bitte ich um Hilfe. Und wenn ich Kraft habe, teile ich sie. Das ist der Sinn, den ich leben kann.

Marianne: Deinen Purpose zu finden, ist nicht das eine Ziel, das du irgendwann erreichst oder auch nicht, sondern ein Prozess, an dem du täglich arbeitest. Dein Körper gibt dir dazu Feedback, dein Herz gibt dir die Richtung vor und dein Kopf organisiert die Strecke. Und du darfst es dir dabei leicht machen.

Caroline: Dann lautet mein neues Mantra nun so: Ich richte mein Leben so ein, dass es mich trägt. Ich nutze das, was ich kann, achte, was ich brauche, und akzeptiere, was ich nicht ändern kann. Der Rest darf wachsen.

»Richte dein Leben so ein, dass es dich trägt.«

KAPITEL 08

TEIL 2

VOM ÜBERLEBEN INS ERLEBEN: DEIN SINN IM LEBEN TROTZ LIPÖDEM

Das Leben mit einem Lipödem bringt nicht nur Schmerzen und Einschränkungen mit sich, sondern auch die Aufforderung, genauer hinzuschauen: Was ergibt für dich Sinn, was trägt dich wirklich? Deine Symptome sind keine Feinde – sie sind wie Leitpfosten, die dich sanft, manchmal aber auch schmerzhaft, daran erinnern, dass du von der Straße der Selbstfürsorge abkommst. Sie zeigen dir: Hier läuft etwas nicht in deinem Tempo oder zu deinen Bedingungen. Statt sie als Niederlage zu empfinden, kannst du sie als Hinweise für Kurskorrekturen nutzen.

Marianne: Sinn im Leben entsteht nicht durch Perfektionismus oder durch das Erfüllen von Anforderungen deiner Umgebung, die dich auslaugen, sondern dadurch, dass du dein Leben artgerecht gestaltest: mit Strukturen, die deinen Bedürfnissen entsprechen, mit Unterstützung, wo du sie brauchst, und mit klarem Fokus auf das, was dich gesund hält. Manchmal bedeutet das, radikal ehrlich zu dir selbst zu sein: „Lebe ich so, wie es zu mir passt? Oder brauche ich Veränderungen, um wieder mehr Raum für mich zu haben?“
Dein Purpose zeigt sich dort, wo deine Fähigkeiten, deine Freude und auch deine Schmerzpunkte zusammentreffen. Es sind die Dinge, die dir leichtfallen, zum Beispiel, anderen zuzuhören, ihnen Mut zu machen, kreatives Gestalten oder die richtigen Worte zu finden. Das könnte deine Superpower sein. Auch vermeintliche Defizite können sich zu Chancen wandeln: Was zunächst als Schwäche

empfunden wurde, kann zum Alleinstellungsmerkmal werden: so wie deine ungeliebte Kompression von der Herausforderung für dein Körpergefühl zur modischen Selbstbewusstseinseigentherapie werden kann, die dir Selbstvertrauen gibt und deinen Körper nicht mehr versteckt, sondern dich strahlen lässt. Sinn bedeutet also nicht, ein makelloses Leben ohne Angst und Symptome zu führen. Es bedeutet vielmehr, dich mit allem, was zu dir gehört, auch dem Lipödem, anzunehmen und deinen Alltag so zu gestalten, dass er dich stärkt.

Tipp: Du darfst es dir leicht machen. Du darfst scheitern und neu anfangen. Und du darfst in Krisen fragen: „Wohin soll mich das führen?" statt: „Warum ich?"

So wird jede Herausforderung zu einem Schritt voran auf deinem eigenen Weg, der dich nicht kleinmacht, sondern wachsen lässt.

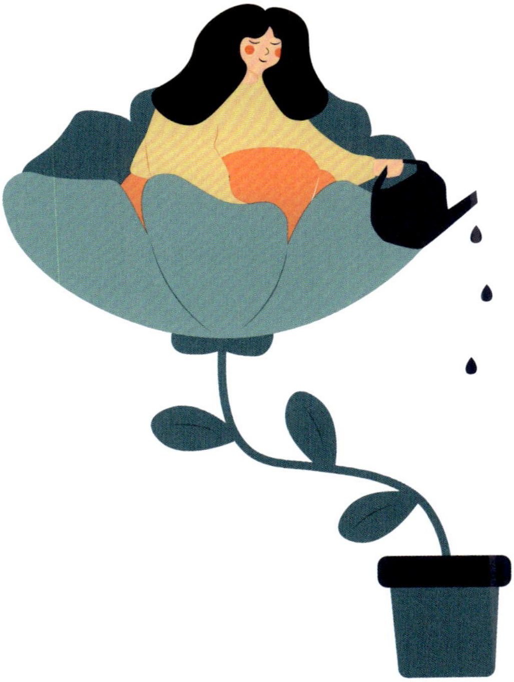

KAPITEL 08

TEIL 3

ARBEITSBLATT

Dieses Arbeitsblatt soll dir helfen, den Sinn und die Kraft (Empowerment) in deinem Leben trotz Lipödem zu erkennen. Du hast die Fähigkeit, aus deinen Herausforderungen Kraft zu schöpfen und einen tieferen Sinn in deinem Leben zu finden. Empowerment bedeutet, deine Ressourcen zu erkennen, kleine Schritte zu feiern und immer wieder deinen persönlichen Lebenssinn zu entdecken. Es geht darum, wie du deine Herausforderungen als Teil deiner persönlichen Reise sehen und wie du durch positive Gedanken und Handlungen mehr Selbstbestimmung und Lebensfreude gewinnen kannst. Du findest das Arbeitsblatt übrigens auch im Zusatzmaterial (siehe QR-Code).

Arbeitsblatt

Ableitung von Sinnhaftigkeit und Empowerment trotz Lipödem

Welche Herausforderungen durch das Lipödem hast du bereits gemeistert?

Überlege, welche Schwierigkeiten du bisher erfolgreich überwunden hast und welche Stärken du dabei an dir entdeckt hast. Oft sind es gerade die schwierigen Zeiten, in denen wir unsere wahren Kräfte kennenlernen. Frage dich:

— Was habe ich trotz meines Lipödems erreicht?

— Welche Ressourcen und inneren Stärken habe ich entwickelt?

— Welche positiven Eigenschaften haben mir geholfen, mit meiner Erkrankung umzugehen?

Schreibe hier deine Gedanken auf:

- ______________________________
- ______________________________
- ______________________________
- ______________________________

Was ist für dich im Leben wirklich wichtig?

Denke darüber nach, was dir in deinem Leben Kraft gibt und welchen tieferen Sinn du darin finden kannst. Was gibt dir trotz der Herausforderungen Hoffnung und motiviert dich? Das können Werte, Beziehungen oder Ziele sein, die dir am Herzen liegen. Frage dich:

— Welche Werte sind mir wichtig (zum Beispiel Selbstfürsorge, Resilienz oder die Verbindung zu anderen)?

— Gibt es Ziele oder Träume, die mir helfen, den Fokus zu behalten?

— Was möchte ich im Umgang mit meinem Lipödem erreichen?

Schreibe hier deine Gedanken auf:

- ______________________________
- ______________________________
- ______________________________
- ______________________________

Welche konkreten Schritte kannst du unternehmen, um dich stärker zu fühlen?

Empowerment bedeutet, die Kontrolle über dein Leben zurückzugewinnen, unabhängig von äußeren Umständen. Überlege, welche kleinen oder größeren Handlungen dir helfen könnten, dich in deinem Alltag mehr zu stärken.
Frage dich:

— Welche Aktivitäten oder Rituale helfen mir, mich körperlich und emotional stärker zu fühlen?

— Welche positiven Veränderungen könnte ich in meinem Leben vornehmen, um mehr Kontrolle über meine Gesundheit zu erlangen?

— Welche Menschen oder Unterstützungsnetzwerke verhelfen mir zu mehr Empowerment?

Schreibe hier deine konkreten Handlungsansätze auf:

- ______________________________
- ______________________________
- ______________________________
- ______________________________

Entwickle eigene Affirmationen!

Affirmationen sind positive, stärkende Sätze, die du dir regelmäßig vorsagen kannst, um dein Selbstvertrauen und deine Motivation zu fördern. Sie können dir helfen, dich auf deine Stärken zu fokussieren und Empowerment zu empfinden. Beispiele für Affirmationen:

— Ich bin stark und in der Lage, meine Gesundheit zu fördern.

— Ich nehme meine Herausforderungen an und wachse an ihnen.

Schreibe hier deine persönlichen Affirmationen auf:

- ________________________________
- ________________________________
- ________________________________
- ________________________________

Welche kleinen Schritte oder Erfolge kannst du heute feiern?

Empowerment entsteht auch durch die Anerkennung von kleinen Erfolgen im Alltag. Denke darüber nach, was du heute oder in der letzten Woche erreicht hast, sei es im Umgang mit der Therapie, zur Verbesserung deiner Lebensqualität oder durch die Pflege deines Selbstwertgefühls. Frage dich:

— Was habe ich bereits umgesetzt, das mich stolz macht?

— Welche positiven Veränderungen habe ich dadurch in meinem Leben bemerkt?

Schreibe hier deine kleinen Erfolge auf:

- ________________________________
- ________________________________
- ________________________________

Wie kannst du dein Lipödem als Teil deiner persönlichen Reise sehen?

Oft hilft es, die eigenen Herausforderungen als Teil einer größeren Reise oder einer persönlichen Entwicklung zu begreifen. Vielleicht kannst du durch dein Lipödem neue Perspektiven auf dein Leben gewinnen und es als Gelegenheit sehen zu wachsen. Frage dich:

— Welche Lektionen habe ich durch mein Lipödem gelernt?

— Wie hat es mir geholfen, mich selbst besser kennenzulernen oder mehr Mitgefühl für mich selbst zu entwickeln?

— Gibt es Aspekte meiner Krankheit, die ich als Chance zur Weiterentwicklung sehe?

Schreibe hier deine Gedanken und Perspektivwechsel auf:

- ______________________________
- ______________________________
- ______________________________

Was ist dein persönlicher Lebenssinn trotz Lipödem?

Nachdem du nun deine Herausforderungen und Ressourcen, deine Sinnquellen und Empowerment-Schritte betrachtet hast, überlege, welchen größeren „Purpose" du aus deinem Leben mit Lipödem ableiten kannst. Frage dich:

— Wie möchte ich mein Leben mit Lipödem gestalten?

— Welche Werte und Ziele möchte ich verfolgen, um mein Leben sinnvoll zu gestalten?

— Was möchte ich anderen Menschen mit ähnlichen Erfahrungen mitgeben?

Schreibe hier deinen „Purpose" auf:

____

____

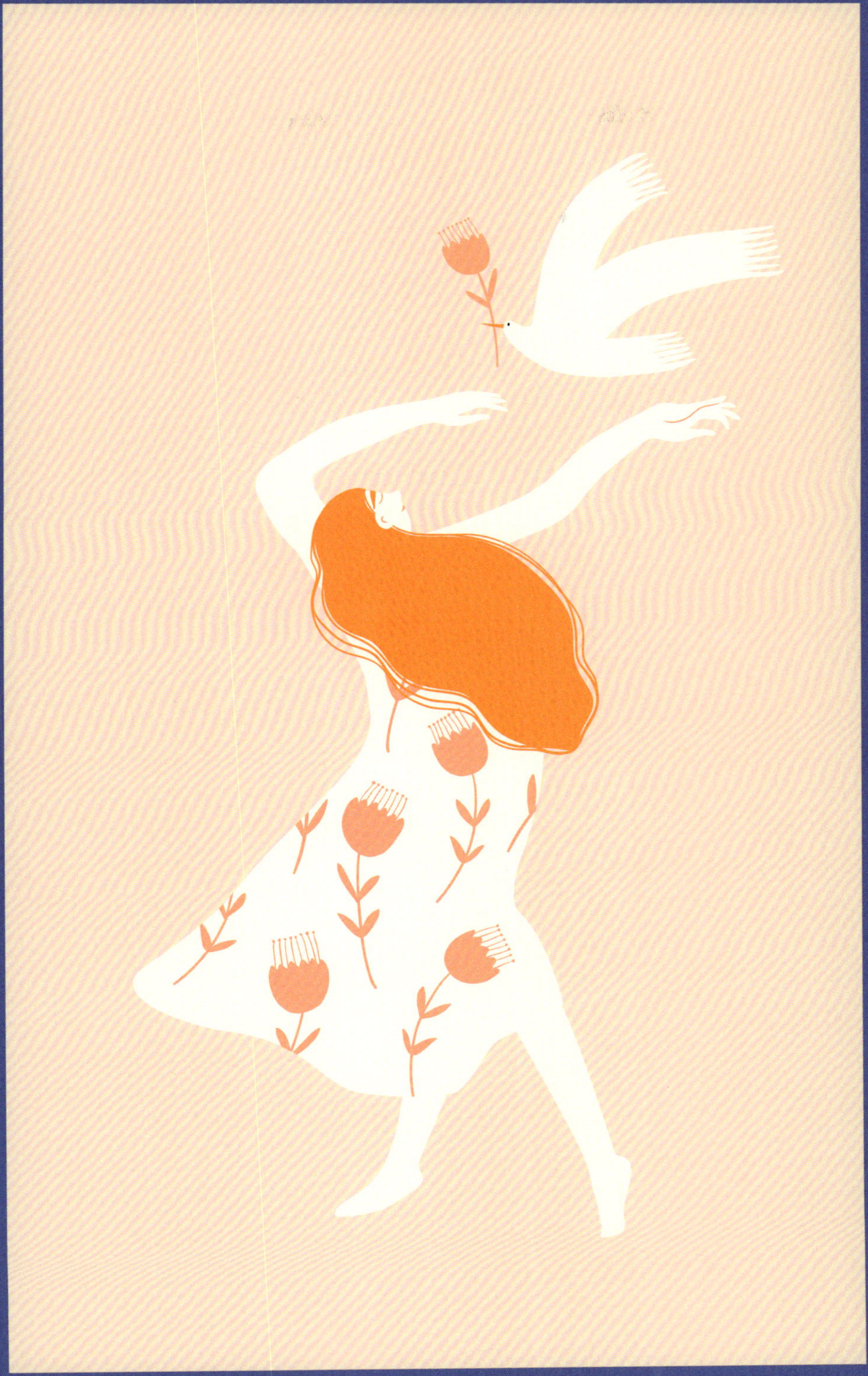

CAROLINES FALLBEISPIEL: WIE ICH LERNTE, NICHT MEHR IM VERSTECK ZU LEBEN

Bevor bei mir das Lipödem diagnostiziert wurde, wusste ich nichts von meinen Talenten. Wie auch? Wann hält man schon mal einen Vortrag außerhalb der Schule, schreibt Ratgeber oder modelt? Einige meiner Fähigkeiten habe ich erst durch die Krankheit entdeckt, andere haben mir erst eine Bühne gegeben, als ich mich der Welt wieder geöffnet habe und aus meinem Schneckenhaus herausgekommen bin. Denn die Wahrheit ist: Ich war lange Zeit zutiefst traurig und habe mich in den Fängen meiner Zukunftsängste und der Schmerzen des Lipödems verfangen, bis ich nicht mehr wusste, wer ich war. Vor allem die Diagnose des Lipödems an den Armen konnte ich kaum ertragen. Ich fiel in ein dunkles Loch, zog mich immer mehr zurück und wollte unsichtbar werden in der Hoffnung, dass damit auch der seelische Schmerz verschwände. Doch je unsichtbarer ich wurde, desto mehr verlor ich mich. Ich fühlte mich perspektivlos, wie ein Schatten meiner selbst.

Und dann kam der Wendepunkt: Eine Freundin ermutigte mich, einen Blog zu starten, denn sie dachte, mein kleiner Hoffnungsschimmer für mich selbst, das modische Kombinieren meiner Flachstrickkompression, könnte vielleicht nicht nur mir, sondern auch vielen anderen da draußen helfen, sich mit ihrem Leid weniger einsam zu fühlen. Je schlechter es mir mental ging, desto besser zog ich mich an, und das entpuppte sich als starke Waffe gegen mein verkümmertes Selbstbewusstsein. Zuerst war es nur eine kleine Idee, aber als ich meine Kompressions-Looks dann in dem Blog öffentlich zeigte, tat sich eine ungeahnte Welt auf. Ich war damals wahrscheinlich eine der Ersten auf Instagram, die sich in Kompression zeigte. Das hat mich verändert: Durch die Fotos sah ich mich plötzlich mit anderen Augen: nicht mehr nur durch die verzerrende „gedankliche Brille", mit der ich mich im Spiegel krank und fremd wahrnahm, sondern in wohlwollenden und ästhetischen Bildern, in denen ich kreativ und selbstbewusst wirkte. Meine Freundin half mir bei den Outfit-Bildern, und wir beide entdeckten völlig neue Seiten an uns: ich, dass ich modeln konnte, sie, dass sie ein Auge fürs Fotografieren hatte. Aus dieser gemeinsamen Entdeckung erwuchs etwas, das wir nie geplant hatten. Bald kam die erste Kooperation mit einem Hersteller, der mein Potenzial erkannte und mich förderte. Ich lernte, Speakerin zu sein, dann Autorin. Ich war die Erste, die mit Lesungen durch über hundert Sanitätshäuser tourte. Jedes Mal, wenn ich dachte: „Das kann ich doch gar nicht", bewies ich mir selbst das Gegenteil.

Tipp: All diese Schritte konnte ich nur machen, weil ich irgendwann beschlossen habe: Die Angst darf nicht länger mein Leben bestimmen. Mutig war ich deswegen noch lange nicht, oder vielleicht war ich eben doch mutiger, als ich zu dem Zeitpunkt dachte. Ich habe also bewusst Schritt für Schritt meine Denkweise geändert, und bei jedem Schritt habe ich dabei etwas Neues in mir entdeckt, Fähigkeiten, die ich nie für möglich gehalten hätte. Und genau das kann auch dir gelingen, wenn du nicht länger auf die Angst hörst, sondern dich traust, einfach loszugehen.

Unter Mut versteht man gemeinhin immer nur laute, präsente und selbstbewusste Aktionen. Aber warst du denn nicht mutig, dir dieses Buch zu kaufen, in der Hoffnung, dass es dich bei deiner Selbsthilfe unterstützen könnte und du endlich emotional frei werden könntest? Vielleicht entdeckst du verborgene Talente an dir oder gründest eine Selbsthilfegruppe für deine Region. Vielleicht wächst du an einem neuen Hobby, einer Begegnung oder einer spontanen Chance. Vielleicht öffnet dir gerade deine größte Verletzlichkeit eine Tür zu einer Entwicklung, die dich größer machen wird, als du es je für möglich gehalten hättest.
Das Leben mit Lipödem endet nicht mit der Diagnose. Es kann sogar ein Anfang sein – ein Neuanfang, dich selbst besser kennenzulernen, endlich deinen Wert zu erkennen und das Leben mit anderen Augen zu betrachten. Denn wenn du dir selbst erlaubst, über dich hinauszuwachsen, entdeckst du: Du bist so viel mehr als nur deine Schmerzen.

09

09

FAZIT UND AUSBLICK

KAPITEL 09

TEIL 1

ENDLICH EMOTIONAL FREI!

Wenn wir beiden Autorinnen dieses Buches heute auf unseren Weg zurückblicken, dann sehen wir klar: Die Arbeit an unserer mentalen Stärke war der Schlüssel dazu, um nicht nur in Carolines Fall mit der Diagnose oder in Mariannes Fall mit anderen Herausforderungen des Lebens zurechtzukommen, sondern um unser Leben insgesamt selbstbestimmt zu gestalten. Lipödem ist eine chronische Erkrankung, ja, und niemand von uns kann etwas für die genetische Veranlagung. Aber was wir alle in der Hand haben, ist, wie wir damit umgehen.

Kein Arzt, keine Operation, keine Kompression kann uns die Verantwortung dafür abnehmen, im Alltag für uns selbst zu sorgen, für unseren Körper da zu sein und ihn mit Wohlwollen zu pflegen. Erst als wir verstanden haben, wie viel Einfluss wir tatsächlich selbst nehmen können, haben wir gespürt, dass wir unserem Körper eine Verbündete sein dürfen und dass wir diejenigen sind, die entscheiden, wie dieses Zuhause aussieht.

Dieses Buch wäre niemals ohne diese unglaublich starke Community entstanden, die uns alle verbindet, eine Gemeinschaft, die Wissen teilt, in der man sich untereinander unterstützt und die Türen öffnet, die man allein gar nie gefunden hätte. Auch wir beide haben uns über die Community gefunden – ein Zufall, der sich im Nachhinein wie Schicksal anfühlt. Ohne diese Verbindung wäre dieses Buch nie in dieser Form möglich gewesen. Und genau das zeigt: Gemeinsam sind wir stärker.

Wenn die Last zu groß wird, wenn Ängste oder die Traurigkeit übermächtig werden, darfst du dir Unterstützung holen. Dieses Buch kann dir den Weg weisen, aber manchmal braucht es auch einen Menschen an deiner Seite, der dich professionell begleitet. Scheue dich nicht, psychologische oder psychotherapeu-

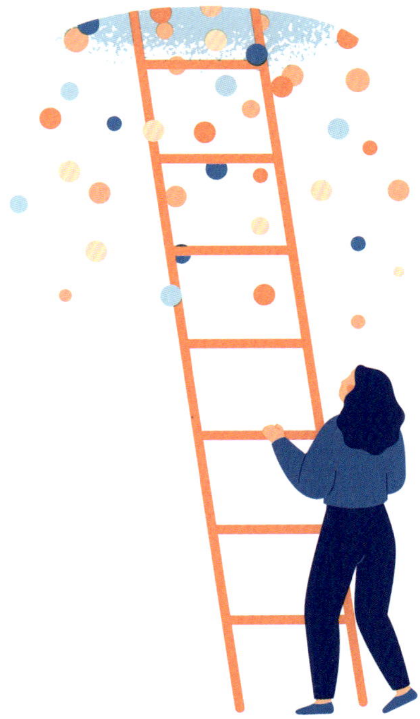

tische Hilfe in Anspruch zu nehmen. Und wenn du das Gefühl hast, dass dir eine begleitete Gruppe guttun könnte, darfst du dich jederzeit bei uns melden, sei es per Mail oder über Instagram. Unsere Arbeit endet nicht mit diesem Buch. Denn das Ziel des Ganzen ist nicht nur ein besseres Leben mit der Krankheit, sondern etwas viel Tieferes: emotionale Freiheit. Erst wenn wir lernen, unsere Gedanken zu hinterfragen, uns von fremden Urteilen zu befreien und unsere innere Kraft zu aktivieren, hören wir auf, Projektionsfläche für die Erwartungen und Urteile anderer zu sein. Dann beginnen wir wirklich, uns frei zu fühlen, frei zu denken und frei zu leben.

»Nun geh hinaus, wachse über dich hinaus, und wir kommen mit!«

DANKSAGUNGEN

Danksagung von Caroline

Als ich mein erstes Buch „Diagnose Lipödem? Du bist nicht allein!“ schrieb, führte es mich in eine ausgewachsene Sinnkrise. Ich bin doch nur eine Patientin, eine Lipödem-Betroffene, genau wie du. Wie könne ich mich dazu erdreisten, einen Ratgeber zu schreiben und dabei meine Seele auf einem Silbertablett zu präsentieren? All mein Kummer verflog, als ich mit meiner Mutmach-Lesung durch die Sanitätshäuser Deutschlands und Österreichs tourte und die aufrichtigsten Komplimente von Sanitätshauschefinnen für mein Werk bekam: „Dieses Buch sollte eine Hilfsmittelnummer bekommen.“ Oder „Das beste Lipödem-Buch eines Laien“ – was für eine Ehre!

Und nun hältst du mein zweites Buch in den Händen. Wer hätte ahnen können, dass sich meine Selbstzweifel wieder einmal als unnötig erweisen würden und ich mir erneut beweisen würde, wie sehr diese große Lebensaufgabe, Menschen mit Lipödem und Lymphödem ihr Selbstmanagement leichter zu machen und sie mental zu stärken, ungeahnte Kräfte in mir wecken kann.

Ich widme dieses Buch meinem Bruder Jochen, der mir mit seinen aufrichtigen Gesten und der reinsten Liebe, die ein Mensch geben kann, eine unbändige Lebensfreude vorgelebt hat. Aufgrund seiner Behinderung konnte er nie über unsere tiefe emotionale Verbundenheit sprechen, aber auch Jahre nach seinem Tod ist sein Licht in mir nicht erloschen und inspiriert mich jeden Tag, das Meine weiterzugeben.

Eine Autorin ist nur so gut wie ihr Umfeld, das aus liebevollen Händen, viel Verständnis für unbeantwortete Nachrichten, Vergebung für Vergesslichkeit und langen Puzzleabenden besteht. Danke an mein Team für das Ertragen meiner Stresseskapaden, an meine Freunde für viel gutes Essen und schöne Abende und an meinen Mondmann für die unermüdliche Unterstützung bei allem, was ich mir vornehme.

Last but not least: Danke, liebe Lipödem-Gemeinschaft, für das gemeinsame Wachsen, Herausfordern und Unterstützen. Lasst uns nicht ruhen, bis auch die letzte Frau – mit oder ohne Lipödem – emotional frei ist.

Danksagung von Marianne

Am Ende dieses Buches möchte ich von Herzen Danke sagen – all den Frauen, die mir ihr Vertrauen geschenkt haben. Jede einzelne Begegnung, jedes Gespräch, jede Geschichte hat mir nicht nur die Möglichkeit gegeben, meine Arbeit als Ergotherapeutin zu tun, sondern auch, mich selbst zu inspirieren, zu lernen und zu wachsen. Durch euch durfte ich so viel Fachwissen, Erfahrung und Verständnis sammeln und vor allem die Kraft spüren, die entsteht, wenn wir einander empowern.

Danke an meine Kolleginnen, Freundinnen und Familie und an meinen Partner, die mich immer unterstützt, ermutigt und inspiriert haben. Ihr habt mir gezeigt, was es heißt, in schwierigen Momenten nicht nur Stärke zu entwickeln, sondern auch Selbstliebe zu leben.

Ein besonderer Dank geht an Caroline Sprott und den Verlag, die mir das Vertrauen geschenkt haben, meine Perspektiven und mein Wissen als Expertin für Selbstliebe und Selbst-Empowerment einzubringen. Eure Einladung hat mir die Möglichkeit gegeben, all das, was ich gelernt habe, weiterzugeben und vielleicht auch anderen Frauen Wege aufzuzeigen, wie sie sich selbst mehr Raum, Mitgefühl und Kraft schenken können.

Dieses Buch ist das Ergebnis einer kollektiven Erfahrung, einer Mischung aus Fachwissen, persönlicher Entwicklung und den unzähligen Geschichten, die ich hören durfte. Danke, dass ihr mich auf diesem Weg begleitet habt – ihr alle seid ein Teil dieser Arbeit.

QUELLENANGABEN

- Wold et al. (2023): *Attention-Deficit/Hyperactivity Disorder in Lipedema Patients: A Cross-Sectional Study. Journal of Clinical Medicine*, PMC9977104
- Eton Psychiatrists (2023): *Living with Lipedema: Mental Health, ADHD Links, Treatment Challenges and the Path to Acceptance.* etonpsychiatrists.co.uk
- Lipedema Simplified (2023): *ADHD in Lipedema Patients – Research Summary and Patient Voices.* lipedema-simplified.org

WEITERFÜHRENDE LITERATUR

- Crabbe, Megan Jane: **Body Positive Power**. Knaur 2018
- Crämer, Jana: **Manchmal muss man sitzen, um den Hintern hochzukriegen**. Der Moment, in dem alles anders wird. Knaur 2025
- Sprott, Caroline und Lipp, Anna-Theresa: **Diagnose Lipödem?** Du bist nicht allein! Der ultimative @powersprotte-Guide für ein gutes Leben. herbig 2023
- Sprott, Caroline und Niestegge, Hanna: **Lipödem-Mutmacher**. 52 Karten für mehr Selbstwertgefühl und Lebensfreude. herbig 2024
- Schulze, Henry: **Der kleine Coach für das Lymphsystem**: Schnelle Hilfe bei Lymphödemen, Wassereinlagerungen & Co. Trias 2021
- Sturino, Katie: **Body Talk**. Clarkson Potter 2021
- Taylor, Sonya Renee: **The body is not an apology**: The Power of radcal self-love. Berrett-Koehler Publishers 2021
- Wolf, Naomi: **The beauty myth**: How Images of Beauty Are Used Against Women. Vintag Classics 2015

INFOS IM INTERNET UND LINK TIPPS

- Power Sprotte, Der Shop für dein Leben in Kompression
  powersprotte.com
- Power Sprotte Blog
  blog.powersprotte.com
- Mutmaschen – Der Power Sprotte-Podcast mit gemeinsamen Episoden von Caroline Sprott und Marianne Jouanneaux
  mutmaschen.de
- Lymphselbsthilfe e. V.
  lymphselbsthilfe.de

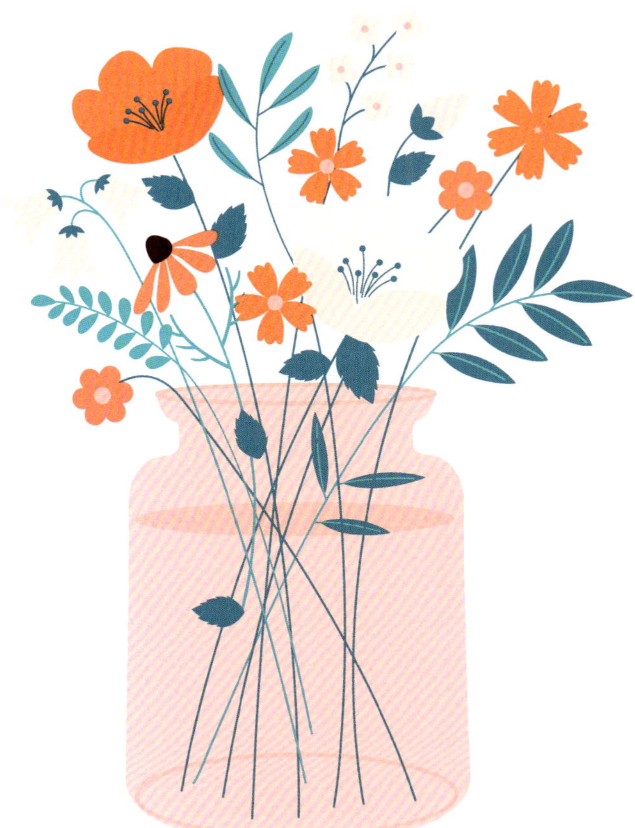

ICH ÜBE MEINEN KÖRPER ZU AKZEPTIEREN, AUCH MIT SCHMERZEN, DELLEN UND BALLAST.

MEIN WERT HÄNGT NICHT VON MEINER FIGUR AB.

ICH BIN MEHR ALS MEINE BEINE UND ARME.

WAHRE STÄRKE BEDEUTET, GÜTIG MIT MIR SELBST ZU SEIN.

ICH BIN MUTIGER, ALS ICH DACHTE, WEIL ICH TROTZDEM WEITERMACHE.

ES IST OKAY, WENN NICHT ALLES OKAY IST.

ICH BIN NICHT SCHULD AN MEINEN GENEN.

ICH BIN NICHT MEINE DIAGNOSE. ICH BIN EIN GANZER MENSCH MIT GEFÜHL UND WÜRDE.

ICH DARF UM HILFE BITTEN UND MUSS NICHT ALLES ALLEINE SCHAFFEN.

ICH DARF STOLZ AUF MICH SEIN, DENN ICH GEBE JEDEN TAG MEIN BESTES.

ICH VERTRAUE AUF MEINE FÄHIGKEITEN, IMMER EINE LÖSUNG ZU FINDEN.

JEDER SCHRITT IN RICHTUNG SELBSTANNAHME ZÄHLT.

BILDNACHWEIS

Mit 20 Illustrationen von istock: Seite 20 (Kudryavtev Pavel), 26 (Angelina Bambina), 43 (Evheniia Vasylenko), 49 (openeyed11), 57 (barbaramarini), 58 (Olga Strelnikova), 75 (simpleheappyart), 82 (soyonillust), 128 (Olga Kondratova), 153 (Angelina Bambina), 156 (Marina Vishtak), 164 (Mary Long), 166 (cosmaa), 177 (Julia Savko), 181 (Liubov), 185 (Flavia Matos), 191 (Annykos), 197 (Mary Long), 201 (Angelina Bambina)

Mit 2 Illustrationen von adobe Stock: Seite 87 (Saifulxp), 112 (iracosma)
Die 3 Illustrationen auf Seite 6, 7 und als Wiederholung im gesamten Buch stammen von flaticon/freepic.

IMPRESSUM

Umschlaggestaltung von Studio Gramisci, München / Isabelle Jozina Fischer, unter Verwendung von 2 Fotos von Photografic Berlin

ISBN 978-3-96859-094-3
Projektleitung: Nicole Janke
Redaktion und Lektorat: Dr. Doris Kleim, Urbach
Gestaltung und Satz: Text & Bild | Michael Grätzbach
Produktion: Vanessa Frömmig
Druck und Bindung: Westermann Druck Zwickau GmbH, Zwickau
Printed in Germany / Imprimé en Allemagne